T0054773

Masaje

Masaje

Corinne Regnault

esenciales

ROBIN
BOOK

© 2015, Corinne Regnault

© 2015, Redbook Ediciones, s. l., Barcelona

Diseño de cubierta: Regina Richling
Diseño interior: Amanda Martínez

ISBN: 978-84-9917-370-2

Depósito legal: B-13.859-2015

Impreso por Sagrafic, Plaza Urquinaona 14, 7º-3ª 08010 Barcelona

Impreso en España - *Printed in Spain*

«Cualquier forma de reproducción, distribución, comunicación pública o transformación de esta obra solo puede ser realizada con la autorización de sus titulares, salvo excepción prevista por la ley. Diríjase a CEDRO (Centro Español de Derechos Reprográficos, www.cedro.org) si necesita fotocopiar o escanear algún fragmento de esta obra.»

«El que vive en armonía consigo mismo
vive en armonía con el Universo.»
Marco Aurelio

«La felicidad del cuerpo se funda en la salud;
la del entendimiento, en el saber.»
Tales de Mileto

Índice

Introducción

Tensión, estrés, cansancio, dolor... el ritmo de vida impuesto por la sociedad nos lleva a una dinámica no siempre positiva para nuestro organismo. El sistema muscular y el sistema óseo se ven seriamente perjudicados y ello se traduce muchas veces en la aparición de molestias que en muchos casos nos obligan a parar durante un tiempo hasta restablecernos. La mayor parte de la población recurre a calmantes o relajantes musculares que en apariencia alivian pero que siempre llevan consigo peligrosos efectos secundarios. Cansancio y dolor deben combatirse de una manera más simple y eficaz, sólo hace falta seguir un estilo de vida más saludable, una dieta adecuada y un masaje que nos ayudará a prevenir muchas dolencias y enfermedades.

En efecto, el masaje entendido como una forma de manipulación sobre las capas superficiales y profundas de los músculos del cuerpo, ayuda a mejorar las funciones del organismo disminuyendo la actividad refleja y promoviendo la relajación y el bienestar de las personas.

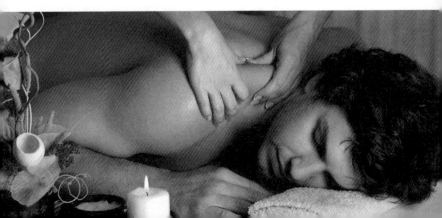

Es posiblemente una de las herramientas terapéuticas más antiguas que ha empleado el ser humano para aliviar estados de dolor. Su evolución ha ido en paralelo a la evolución de la sociedad y hoy puede decirse que existen infinidad de tipos de masaje, que van desde el ámbito sanitario hasta el deportivo. El poder curativo del masaje no sólo alcanza el ámbito físico sino que también es un poderoso aliado para combatir los desequilibrios emocionales: el masaje proporciona seguridad, apoyo y confianza en cualquier ocasión.

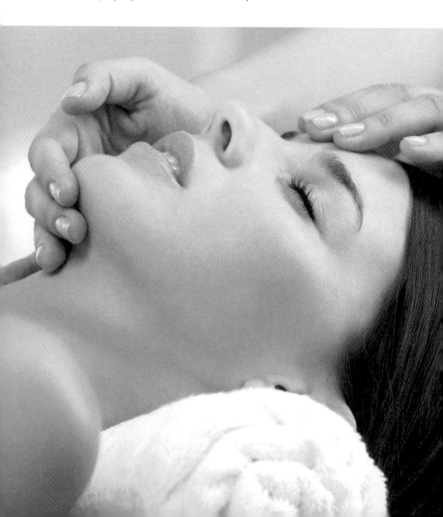

Los síntomas físicos son muchas veces una consecuencia de lo que sucede en la mente humana. Cuando un músculo se contrae suele ser la respuesta a una situación de tensión que estamos viviendo, mientras que suele relajarse cuando se aceptan de buen grado los hechos que nos están afectando. El masaje sirve para aliviar o hacer desaparecer las contracturas y la tensión muscular, optimiza la función y permite un buen deslizamiento de los tejidos. Las maniobras de masaje tienen como finalidad, también, la recuperación y rehabilitación física de los procesos patológicos, o de las lesiones.

La necesidad de contacto con los demás es esencial para nuestro desarrollo y bienestar. No en vano es el primer sentido que se desarrolla en el útero, momento en el que se estimula la comunicación y el vínculo entre madre e hijo.

Este libro hace un repaso de los principales métodos a utilizar para realizar un buen masaje y explica de manera muy práctica los pasos a seguir para realizarlo. Los rozamientos, fricciones, presiones, amasamientos y demás técnicas aparecen aquí de manera clara con el fin de garantizar alivio y bienestar a todo el mundo.

1. ¿De veras es útil un masaje?

El masaje constituye un excelente medio que nos permite ser conscientes de lo que ocurre en nuestro interior. Al manipular las capas superficiales y profundas, se activan los músculos y mejoran las funciones corporales, ayudando en los procesos de curación y activando el sistema inmunitario. Además, de esta manera se promueve la relajación y el bienestar del cuerpo humano.

Se trata de una actividad tan antigua como la misma humanidad, diversificándose hoy en día en distintas técnicas, aunque la mayoría de ellas se aplican desde el ámbito sanitario y deportivo. La importancia y la necesidad del contacto se reflejan en el lenguaje cotidiano, siendo esencial para nuestro desarrollo y bienestar. No en vano es el primer sentido que desarrolla el feto en el útero materno, que sirve para estimular la comunicación entre la madre y el hijo.

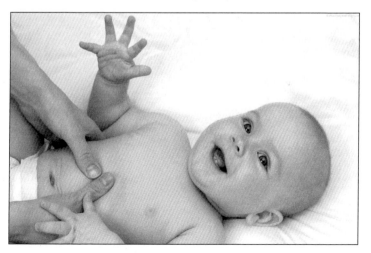

Existen diferentes tipos de masaje, desde el que sirve para un momento de relajación hasta el más afectivo o sensual. Entre ellos un amplio abanico que incluye el masaje deportivo o el terapéutico. Su evolución a lo largo del tiempo ha ido en paralelo a la misma sociedad, hasta convertirse en una efectiva técnica con numerosas aplicaciones.

Historia del masaje

La historia del masaje es tan antigua como la misma humanidad. Es difícil concretar su nacimiento pero lo que es seguro es que se trata de una práctica curativa muy antigua que en todas las culturas se extendió, desde Oriente hasta Occidente.

En Egipto, por ejemplo, los sacerdotes trataban el cuerpo y la mente mediante técnicas de manipulación.

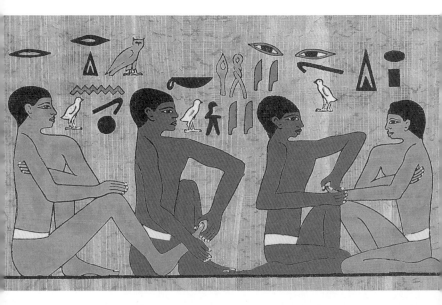

Los griegos dejaron constancia de esta práctica y la utilizaban habitualmente como ritual de mantenimiento físico. Trataban las lesiones de los atletas que competían mediante técnicas de masaje. Homero dejó constancia de todo ello en sus escritos: en la *Ilíada* y en su *Odisea* relataba cómo los alimentos nutritivos combinados con una buena sesión de masaje y ejercicio físico proporcionaban bienestar y restablecía las heridas de la guerra. Además, destacaba la importancia del masaje en el bienestar del cuerpo humano. No hay que olvidar que es en Grecia donde se consolida la diferencia entre la cosmética como utilización pura del adorno físico y la importancia de los cuidados corporales para mejorar la salud.

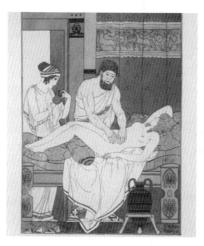

Otro historiador griego, Herodoto, afirmaba que el masaje podía curar la enfermedad y preservar la salud. Aunque sin duda la medicina moderna debe gran parte de su trayectoria a la figura de Hipócrates, que enseñaba a sus alumnos el arte de dar masajes y de utilizar el sentido del tacto para palpar a sus pacientes y de este modo poder ofrecer un diagnóstico.

Hipócrates es autor de más de cien libros sobre el cuidado del cuerpo humano y sobre la salud, considerándose el padre de la medicina.

Los masajes se han empleado como un procedimiento de limpieza, junto con el ayuno y los baños, con el fin de prepararse para muchos rituales tribales. Así lo entendieron los hindúes, que lo integraban entre las medidas de higiene y para el tratamiento de diversas dolencias.

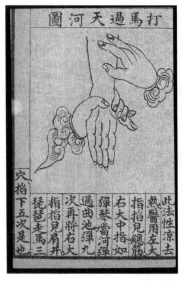

En la cultura china se conoce que los emperadores contaban entre su séquito con masajistas que calmaban sus dolencias. Los métodos chinos se administraban amasando y frotando todo el cuerpo con las manos, aplicando una leve presión y ejerciendo tracciones sobre las articulaciones. No en vano la técnica del masaje oriental es hoy en día una de las más extendidas para el tratamiento de todo tipo de patologías, junto a la acupuntura y la fitoterapia.

En Roma eran habituales los baños termales y las aplicaciones terapéuticas que en ellos se realizaban. Casi todos los ciudadanos de Roma pasaban por esas termas donde se practicaban masajes relajantes, estimulantes y terapéuticos. Se trataba de un acto paralelo al baño y consistía en una serie de fricciones con aceites fragantes y cremas. Los masajistas que los realizaban eran casi todos ellos griegos o egipcios. Uno de los personajes cuyo nombre ha llegado hasta nosotros era el del célebre médico Galeno, que llegó a ser médico de gladiadores. Su influencia llegó a ser tanta, que sus enseñanzas dominaron la medicina europea durante los siguientes mil años. Galeno utilizaba para sus tratamientos aceite vegetal mezclado con agua o cera de abeja, que aplicaba como ungüento a sus pacientes para tratar diversas enfermedades.

En los países árabes se cultivaba el baño público como parte de su ritual. Por tanto, se creó una amplia red de establecimientos públicos o hammanes, que eran copia de las termas romanas. En el hamman, además del baño también se recibían masajes corporales.

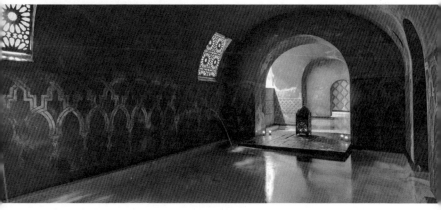

La edad media y el oscurantismo propio de esa época, con una religión cristiana imperante que dictaba sus propias normas, significó un retroceso en este ámbito. No es hasta bien entrado el Renacimiento, con la presencia de Ambroise Pare, cirujano y barbero francés, que a mediados del siglo XVI escribió en una de sus publicaciones los efectos positivos del masaje y su efecto curativo. Ello le llevó a trabajar para diferentes monarquías europeas. Es en esta época, con la invención de la imprenta, que se escriben diversos tratados sobre salud que ayudaron a la comprensión general de los efectos de sus tratamientos.

En el siglo XIX, Per Henrik Ling fundó en Suecia un centro dedicado a la fisioterapia. Sus enseñanzas llegaron a traspasar numerosos países, hasta el punto de que numerosas escuelas de Alemania y de los países nórdicos tuvieron como materia de estudio el masaje. Muchos médicos aprovecharon su difusión para la recuperación y mantenimiento de la salud, especialmente en problemas relacionados con el reumatismo.

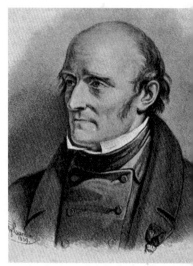

En el siglo XX aparecen nuevas e importantes técnicas y terapias manuales promovidas por médicos de diversos países. Muchas de ellas procedían de Oriente, donde se enfatizaba la idea del cuerpo como un todo y por ello apareció la idea de equilibrar el organismo mediante masajes y técnicas que hiciera fluir la energía por los diferentes canales energéticos. Con la conquista de nuevos territorios y el conocimiento de nuevas culturas se importaron terapias manuales de diferentes países que hicieron evolucionar la mente, el cuerpo y el espíritu del ser humano.

Beneficios del masaje

El masaje es un arte curativo que puede beneficiar los diferentes sistemas del cuerpo humano.

Los efectos y beneficios que el masaje puede ejercer sobre el sistema nervioso son muchos. Sus efectos pueden ser apaciguantes y sedantes, ya que proporciona alivio a la irritabilidad nerviosa. Alteraciones como el insomnio, la tensión o los dolores de cabeza pueden volver a la armonía y a la paz mental gracias al efecto del masaje. También son incalculables sus efectos en caso de fatiga y sensación de letargo.

Beneficios del masaje sobre el sistema nervioso central

- Activa los controles de inhibición espinal.
- Activa las estructuras nerviosas inhibitorias del dolor.
- Altera la transmisión de impulsos nerviosos periféricos del dolor.
- Estimula la liberación de endorfinas (moduladores del dolor, reproducción, temperatura corporal, hambre y funciones reproductivas).
- Sensación de alivio del dolor y sensación de bienestar físico y psíquico.

El sistema muscular se beneficia enormemente del masaje ya que los músculos mantienen una relación constante entre relajación y contracción. Los movimientos del masaje relajan y estiran los músculos y los tejidos blandos del cuerpo, reduciendo la tensión y los calambres. Cuando se contraen los músculos se eliminan los productos tóxicos. El masaje favorece un buen tono muscular, se reduce la fatiga y la rigidez del músculo.

El masaje favorece la nutrición y el desarrollo del sistema muscular, estimulando así la actividad celular. Un masaje regular y sistemático hace que los músculos sean más firmes y más elásticos. No hay que olvidar que el aporte de sangre a los músculos es proporcional a su nivel de actividad, y está comprobado que la sangre recorre los músculos masajeados tres veces más rápido que los músculos en reposo. Unos músculos fatigados por un exceso de trabajo se recuperan más rápidamente tras una sesión de masaje.

Beneficios del masaje sobre el sistema muscular

- Disminuye la tensión muscular.
- Mejora el flujo sanguíneo.
- Otorga un mayor rango de movimiento al cuerpo humano.
- Disminuye los episodios de dolor.

El sistema circulatorio también se beneficia de una sesión de masaje aliviando la presión de las arterias y las venas, acelerando la circulación de la sangre a través del sistema y aliviando los efectos de un flujo sanguíneo deficiente y los problemas cardiacos. Con el masaje también se fortalece el latido del corazón, se disminuye el índice de pulsaciones y se reduce la tensión alta. El masaje afecta a la calidad y al volumen del flujo de la sangre en el sistema circulatorio. De esta manera mejora el alimento de las células y la eliminación de aquellas células envejecidas. Los efectos del masaje generan un aumento de producción de glóbulos rojos y blancos y un mejor funcionamiento de los vasos sanguíneos y linfáticos.

De la misma manera, el sistema linfático se estimula y se acelera el flujo de la linfa. Mediante el masaje se eliminan las sustancias residuales acumuladas en nuestro organismo, vaciando los conductos linfáticos y permitiendo que se disipen los edemas. En ocasiones el fluido linfático se adhiere a los conductos y tejidos formando lo que se conoce como adherencias. Pues bien, un masaje puede resultar fundamental para eliminar aquellas sustancias perniciosas que se han acumulado en el cuerpo.

Beneficios del masaje sobre el sistema circulatorio

- La nutrición celular y la eliminación de sus residuos.
- El aporte necesario de oxígeno, al mismo tiempo que elimina el anhídrido carbónico.
- El transporte de las hormonas segregadas por el sistema endocrino, y las sustancias de defensa (anticuerpos).
- La distribución del agua, sales minerales y las proteínas requeridas para la formación de los tejidos.
- La conducción de las sustancias de desecho (detritus) hacia los sistemas escretores (riñón, pulmones, etcétera).

El sistema respiratorio también se ve favorecido por los efectos del masaje ya que su acción estimula la actividad pulmonar, consiguiendo que la respiración se torne más lenta y profunda. En el caso de problemas bronquiales, se estimulan las secreciones para que abandonen los pulmones y liberen su trabajo. El masaje respiratorio desbloquea y relaja la musculatura implicada en la respiración pues está comprobado que detrás de un problema respiratorio siempre existe una sobretensión muscular.

Beneficios del masaje sobre el sistema respiratorio

- Relajación y flexibilización de la musculatura intercostal.
- Mejora la eficacia del resto de músculos respiratorios.
- Aumenta el volumen de inspiración.
- Mejora la eficacia en la limpieza de las vías aéreas y en la expulsión de secreciones.

El sistema digestivo se activa al estimular los movimientos peristálticos propios, facilitando así la eliminación fecal y combatiendo el estreñimiento. El masaje fortalece las paredes musculares de intestinos y abdomen y se estimulan los jugos digestivos del hígado, páncreas, estómago e intestinos. El masaje sirve para aumentar la absorción de los alimentos digeridos. Hay que pensar que el estrés y las maratonianas jornadas de trabajo hacen que las comidas se tornen irregulares y no favorezcan el tránsito intestinal. Los síntomas más comunes son indigestiones, estreñimiento o sensación de hinchazón. El masaje puede logar efectos profundos mejorando sus funciones.

Beneficios sobre el sistema digestivo

- Aumento del flujo sanguíneo visceral.
- Estimular las secreciones glandulares del tubo digestivo.
- Aumento de la función del colon.
- Actúa sobre el tejido conectivo, desplaza suavemente las vísceras liberándolas de adherencias que tiran de los tejidos blandos, por lo tanto las libera de sus restricciones y favorece su movilidad.
- Ayuda a la digestión y eliminación pues desplaza el contenido del estómago hacia el duodeno.
- Ayuda a la eliminación al producir contracciones peristálticas por mecanismo reflejo.

Los efectos psicológicos del masaje también son muy importantes. Las emociones reprimidas pueden a menudo llevarnos a acumular tensión en los músculos, o crear estados de crisis, depresión, angustia, irritabilidad, insomnio, etc., de modo que al relajar los músculos con el masaje ayuda también a calmar las emociones reprimidas. Gracias a esta acción uno se siente más activo, más sano, con mayor energía. Es una herramienta terapéutica efectiva para recuperar una imagen personal más efectiva que puede ayudar a recuperar la autoestima. El masaje corrige el estrés, relaja y ayuda a motivarse para practicar más ejercicio y adoptar hábitos más saludables. Es también una manera de tomar conciencia de las zonas del cuerpo donde se acumula mayor tensión.

Efectos psicológicos del masaje

- Los efectos acumulados de la relajación, procedentes de los músculos y que se extienden a todo el cuerpo, modifican el estado emocional del receptor o receptora.
- Las sensaciones de tensión interna cambian de forma importante y la ansiedad es sustituida por la calma y la tranquilidad.
- Gracias a estos ajustes favorables, se alivian también otras emociones internas como la depresión y la cólera.
- Las respuestas emocionales pierden intensidad o desaparecen del todo.
- Disminución de la frecuencia cardíaca, descenso de la presión arterial, aumento de la respiración y la circulación, estimulación del proceso digestivo etc., que contribuyen al cambio armónico en el individuo.

En el sistema genito-urinario el masaje promueve la actividad de los riñones, lo que mejora la eliminación de residuos y reduce la retención de líquidos. También el sistema reproductivo puede verse mejorado, aliviando los problemas menstruales y los dolores propios del periodo.

2. Preliminares: respiración, relajación e hidroterapia

La respiración está formada por dos movimientos, el de la inspiración y el de la exhalación: el primero de ellos corresponde a una fase de tensión mientras que el segundo significa una liberación de la tensión.

Se puede llegar a un estado de liberación de la tensión a través de un estado de relajación inducido por un cierto control de la respiración. Una de las prácticas centrales de muchas disciplinas es el control de la respiración, la denominada Pranayama. Una respiración rítmica, profunda y que emplee toda la capacidad pulmonar es fundamental para tener una buena salud. Al inhalar y exhalar correctamente se fortalece el sistema inmunológico, ya que las células se nutren, regeneran y desintoxican de manera correcta. Una respiración óptima permite tomar suficiente oxígeno para transportarlo a la sangre y al cerebro, potenciando las capacidades mentales. Al ser una función automática, se activan las funciones de la corteza cerebral y se convierte en un ejercicio mental. Las facultades mentales (memoria, intelecto, razón, concentración), se desarrollan correctamente.

La respiración conecta todo el sistema nervioso: a través de la respiración profunda el cuerpo se siente más tranquilo, más calmado, con mayor claridad mental, etc. En cambio, una respiración insuficiente puede provocar fatiga, falta de vitalidad, jaquecas, acumulación de toxinas o envejecimiento prematuro. Al respirar correctamente, los músculos que intervienen en la respiración funcionan con mayor eficacia.

En la espiración el terapeuta encuentra una mayor predisposición para que el paciente pueda liberarse de las tensiones acumuladas y que a menudo tienen como consecuencia contracturas y dolores que no son más que producto de las emociones. Este estado de liberación se consigue a través de un estado de relajación o un estado alterado de consciencia.

En algunos masajes se usa la respiración alotrópica. Se trata de una hiperventilación, respirando por la boca y con la glotis un poco cerrada. Esta respiración provoca un estado de conciencia alterado, que permite trabajar el cuerpo desde un nivel más profundo, dando un toque a nuestra parte emocional.

La práctica de Pranayama

La respiración es básica para aprender a relajarse. Los practicantes de yoga conocen muy bien las técnicas pranayama de control de la respiración. Pranayama significa el "control del prana" o energía vital que corre por el organismo, y se refiere fundamentalmente a cada uno de los ejercicios respiratorios que se practican en el yoga. Se pueden distinguir varios tipos de Pranayama según los beneficios que aportan:

- Tranquilizantes: Respiración abdominal, respiración yóguica completa, Brahmari, Ujjayi Vayu.
- Vitalizantes: Kapalabhati, Bhastrika.
- Equilibrantes: Anuloma Viloma, respiración cuadrada.
- Refrescantes: Shitali, Sitkari.

❑ **Respiración abdominal:** Se trata de una de las mejores técnicas para combatir la ansiedad y calmar los nervios. Su práctica constituye un retorno a los orígenes, volver a sentirse bebés respirando por el abdomen. Para practicarla, llevar las manos al abdomen y visualizar un globo que se trata de hinchar y deshinchar en cada respiración, respirando sólo con el área abdominal e intentando hacer una expulsión del aire muy lenta, controlándola en todo momento.

❏ **Respiración yóguica completa:** Mediante esta técnica se distribuye la inhalación y expulsión del aire en tres fases.

- El primer tercio se llena inhalando desde el abdomen.
- El segundo tercio se llena la parte del pecho.
- En el último tercio se inhala hacia arriba, en el área de las clavículas.

El movimiento debe ser siempre ascendente, de manera suave, soltando el aire con control y vaciando siempre los pulmones por completo antes de la siguiente inhalación.

❏ **Respiración Anuloma Viloma o Respiración alterna:** Su práctica sirve para oxigenar el organismo y para calmar y ordenar la mente, atemperar el sistema nervioso, controlar y utilizar la energía vital o prana y regular los dos hemisferios aportando equilibrio físico y mental. Además, se regula el flujo respiratorio por las dos fosas nasales. Cuando la respiración se produce durante más de dos horas por una única fosa nasal, significa que existe un desequilibrio: si se trata de la fosa nasal izquierda, se siente frío y desciende la actividad metabólica del cuerpo; en el caso de la derecha se experimenta mayor calor corporal y posibles trastornos nerviosos.

Para practicar esta técnica se deba adoptar una postura cómoda, con la espalda erguida para no comprimir el abdomen y permitir que la respiración fluya. Cerrar la fosa nasal derecha con el dedo pulgar, índice y corazón doblados, y se espira todo el aire por la izquierda. Se inspira por la fosa izquierda durante tres segundos, se abre la fosa derecha, se tapa la izquierda con el anular y se espira por la derecha durante seis segundos. Después se inspira por la fosa derecha durante tres segundos, se abre la fosa izquierda, se tapa la derecha con el pulgar y se espira por la izquierda durante seis segundos. El ejercicio se repite tres veces y siempre la exhalación dura el doble que la inhalación.

Una vez se domina esta técnica, intentar retener el aliento tapando ambas fosas, la izquierda con el anular y la derecha con el pulgar, y retener el aire contando hasta doce, luego espirar por la fosa nasal derecha durante seis segundos. Se vuelve a tapar la fosa izquierda y se inspira contando hasta tres por la derecha, se tapan ambas fosas y se retiene el aire hasta doce tiempos; luego se destapa la izquierda y se espira en seis tiempos.

❏ **Respiración Ujjayi Vayu:** En esta práctica, la inhalación y la exhalación se efectúan por la nariz, de manera profunda, larga y suave. Al cerrar la glotis se puede sentir una cierta sensación de ahogo, pero desaparece con su práctica y con un mayor control de la técnica. Sus beneficios directos son un incremento de la concentración y de la atención.

❏ **Respiración Kapalabhati:** Es una técnica de limpieza del cuerpo físico ya que en cada expulsión y contracción del diafragma se produce la eliminación del aire residual que suele quedar estancado en la parte más baja de los pulmones. Su técnica consiste en una serie de expulsiones del aire contrayendo los músculos abdominales. Sus efectos son fácilmente identificables:

- Equilibrio de los hemisferios cerebrales.
- Rápida activación de los chakras.
- Refuerzo del sistema nervioso.

- Expandir la capacidad de los pulmones, aumentando la fuerza vital.
- Producir energía mental y física para todo el organismo.

❏ **Respiración Bhastrika:** Esta técnica se suele practicar sentado en la posición del loto, con las manos sobre las rodillas y la cabeza y la columna bien erguidas. Se cierran los ojos y se relaja el cuerpo exhalando diez veces por ambas fosas nasales. Luego se practica una profunda inhalación y se retiene la respiración tanto como sea posible, exhalando de manera muy lenta por ambas fosas nasales. En todo caso se deben evitar las respiraciones violentas, las contorsiones faciales y un movimiento excesivo del cuerpo. Sus beneficios son fácilmente cuantificables.

- Purifica los pulmones de gérmenes nocivos.
- Reduce las inflamaciones de garganta.
- Descongestiona.
- Tonifica el sistema nervioso y combate la fatiga.
- Estimula la digestión, aumenta el apetito e induce la paz y la tranquilidad de la mente.

❏ **Respiración Brahmari:** En este tipo de respiración se inhala y se exhala a través de ambas fosas nasales, produciendo un suave zumbido en ambos casos. Se trata de una técnica muy relajante, que ayuda a centrar la atención hacia el interior de la persona, dando un alto grado de concentración.

❏ **Respiración Sitkari:** En esta técnica se mantiene la boca abierta aunque los dientes están en contacto. Se comienza inhalando por la boca, a través de los dientes y de la lengua, que se coloca plana en la parte baja del paladar y produciendo un sonido sibilante. La exhalación, en cambio, se realiza a través de la nariz. Su resultado es un efecto refrescante en todo el cuerpo.

❏ **Respiración Shitali:** Se dobla la lengua como si fuera un tubo y se inhala por ahí, exhalando luego a través de las fosas nasales de manera muy lenta.

❏ **Respiración cuadrada:** Es una técnica que trata de equilibrar los dos hemisferios mediante dos inhalaciones y dos exhalaciones consecutivas. La primera inhalación ha de durar el mismo tiempo que la primera exhalación, y la retención de aire que se produce entre ambas también ha de durar lo mismo.

Beneficios de la respiración pranayama

- Mejora la captación de oxígeno.
- Purifica las vías respiratorias.
- Incrementa la circulación sanguínea de los pulmones.
- Estimula el proceso digestivo.
- Tonifica el corazón y el sistema nervioso.
- Otorga calma y serenidad.
- Mejora la memoria y proporcionar claridad mental.

La relajación antes del masaje

La persona que se pone en manos de un terapeuta debe disponerse a abandonarse pasivamente en sus manos. Durante los ejercicios muchas personas tienden a contraer los músculos, aunque algunas no logran relajarse ni con todo el empeño del mundo, ya que se ponen a la defensiva de una manera inconsciente. Aprender a bajar estas defensas se reflejará de manera positiva en el comportamiento cotidiano. En cualquier caso, hay que evitar hacer ejercicios en los que el paciente no logre relajarse.

El efecto de distensión que procura un masaje siempre es muy profundo. En los pases previos, la relajación de las tensiones y la corrección del movimiento de las articulaciones disminuirá la producción de adrenalina y reequilibrará el sistema neurovegetativo, con lo que se irá eliminando la fatiga física y mental. El cuerpo, al verse libre de estrés y toxinas, se ve entonces invadido por una sensación de ligereza y bienestar.

Aprender a bajar las defensas será muy positivo para el paciente que se preste a recibir un masaje. Para calibrar la energía de manera que placer y efectos terapéuticos del masaje puedan convivir es necesario acumular varias horas de tratamiento. Para cada paciente existe un punto de equilibrio. Si experimenta un dolor intenso significa que se está empleando demasiada energía o que se está aplicando la técnica de manera incorrecta. El terapeuta debe infundir confianza en todo momento, explicándole las finalidades y modalidades de intervención.

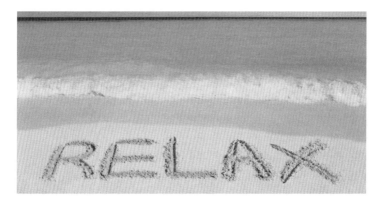

Consejos para antes del masaje

- Antes del masaje, intente evitar ingerir comidas copiosas. Si va a comer algo, mejor al menos una hora antes, pues no es recomendable acudir con el estómago demasiado lleno, cuando se está haciendo la digestión. Tampoco debe tomar alcohol u otros estimulantes.

- Hay que acudir al lugar donde se realizará el masaje cinco minutos antes de la hora fijada, para tener tiempo de relajarse y hacerse a la idea de que va a disfrutar de un tiempo exclusivamente dedicado a sí mismo.

- Llevar ropa cómoda, de la que se pueda desprender sencillamente y, antes de los tratamientos, guarde pendientes, cadenas, pulseras y reloj.

- Es recomendable ir al baño antes de iniciar la sesión.

- No tema estar desnudo durante los tratamientos o masajes. Durante el masaje, podrá cubrirse con una toalla, y sólo irán destapando las zonas a tratar, por lo que nunca se sentirá totalmente desnudo. El masajista debe salir de la estancia mientras se desviste, y esperar a que el paciente le dé permiso para ello antes de entrar de nuevo.

- Durante la sesión, es imprescindible sentirse cómodo. Por ello, no dude en avisar al terapeuta si no se siente a gusto por cualquier motivo —por la temperatura de la sala, porque el masajista habla demasiado, por el ruido, etcétera—.

- Al manipular determinadas zonas puede sentir algo de dolor, es una situación completamente normal. Es conveniente que lo comunique al terapeuta si es excesivo.

- Al finalizar la sesión, no conviene incorporarse de forma brusca, pues puede marearse. Lo ideal es estar tres o cuatro minutos relajado, e incorporarse después de forma progresiva.

- Tras el masaje, puede sentir algún dolor, cansancio o somnolencia. Habitualmente, es normal puesto que se trata de una respuesta del organismo a las técnicas de masaje. Si nota que persiste, es conveniente que lo comunique al terapeuta.

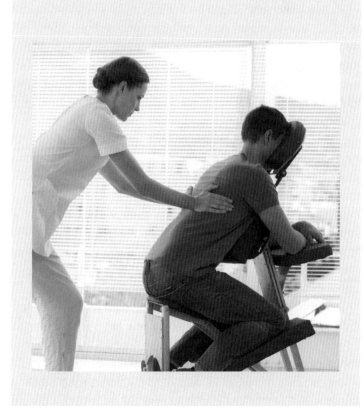

Hidroterapia

La hidroterapia es una rama terapéutica que se combina muy bien con el masaje. El agua se puede emplear de muchas manera diferentes según la salud, las necesidades y el estado de los pacientes. El agua equilibra de forma natural, sirve para relajar, estimular, anestesiar y reducir o aumentar la circulación. Opera de forma natural y es tolerada bien por los tejidos. El padre de la medicina, Hipócrates, empleó el agua para bajar los estados febriles y para el tratamiento de muchas enfermedades. También destacó el empleo de distintos tipos de baños, cada uno a temperatura distinta, como herramienta terapéutica para combatir las enfermedades. Los médicos romanos, encabezados por Galeno, recomendaban baños específicos como parte integral de sus remedios. Casi todas las civilizaciones nos han dejado como legado el empleo de los baños para fines terapéuticos.

El agua puede encontrarse en tres estados: sólida como el hielo, gaseosa en forma de vapor y líquida, tal y como la empleamos en su ingesta. Como líquido se puede utilizar para presurizar y emplearse en duchas de masaje relajante para todo tipo de terapias musculares y articulares. El agua caliente hace aumentar la circulación sanguínea, y el agua fría reduce la tensión arterial. En forma de hielo es un anestésico eficaz y puede reducir los enemas. En cambio, en su forma de vapor puede considerarse un buen antiséptico.

De forma externa se emplea en baños totales o parciales, en duchas, compresa, bolsas de hielo o vendajes. De forma interna puede ser útil al beberla, o en forma de enemas, baños de asiento o lavados nasales o de oídos.

Los efectos del agua se dan principalmente en el sistema nervioso autónomo. La adición de energía calórica o la disipación de calor de los tejidos son una consecuencia mecánica de su efecto. El frío estimula las respuestas simpáticas, mientras que el calor activa las respuestas parasimpáticas. Los baños calientes solían emplearse para calmar a las personas nerviosas, aunque en ocasiones se añadían hierbas medicinales para potenciar su efecto.

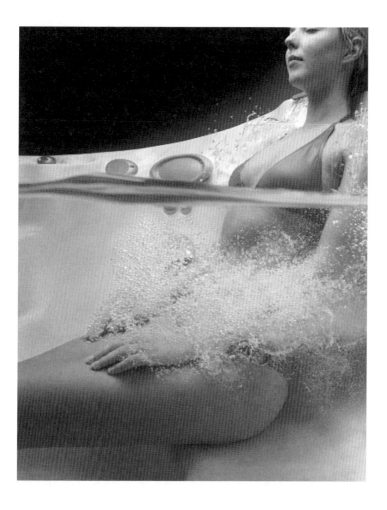

Efectos del calor y el frío sobre el cuerpo humano

Las aplicaciones de calor sobre el cuerpo humano tiene unos efectos inmediatos:

- Aumento de la circulación.
- Activación del metabolismo.
- Aumento de la inflamación.
- Reducción del dolor.
- Reducción de espasmo muscular.
- Reducción de la rigidez hística.

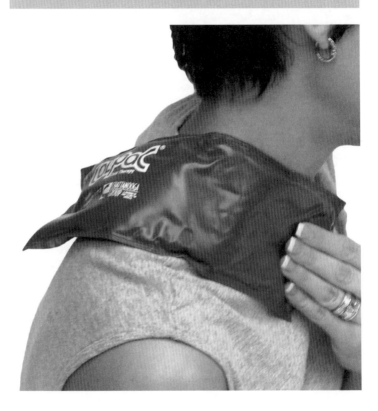

Efectos de las aplicaciones del frío sobre el cuerpo humano.

- Aumento de la estimulación.
- Aumento de la circulación.
- Reducción de la inflamación.
- Reducción de dolor.
- Aumento del tono muscular.
- Aumento de la rigidez hística.

3. Principios generales del masaje manual

El masaje es una acción natural que debe transmitir sensaciones agradables en todo momento y debe poseer la capacidad de tranquilizar y curar de forma natural. La mano del masajista es el órgano del tacto y de la presión. Durante el masaje, la mano comienza rozando, deslizándose como una caricia para después ejercer una presión progresiva. Todos los movimientos deben fluir de una manera continua, para no romper el contacto con la piel. Bajo la acción de las manos del terapeuta, la persona debe experimentar sensación de bienestar.

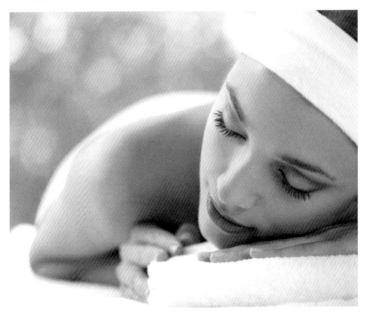

Corinne Regnault

El entorno

El entorno donde se desarrolla la acción del masaje es importante. Un lugar armonioso y bien preparado favorece la acción del masaje, tanto para quien lo da como para quien lo recibe. El masajista debe tener siempre al alcance de la mano toallas, cojines y aceites, y no realizar nunca su trabajo con prisas. Los dos ingredientes de un espacio para masajes deben ser la paz y la tranquilidad. No puede haber nada que distraiga al masajista. Las interrupciones y distracciones desconciertan y alteran el fluir de los movimientos. Es necesario, pues, desconectar los teléfonos y abandonarse a una música de fondo relajante o bien al silencio más absoluto. La habitación no puede tener corrientes de aire, debe ser cálida pero bien ventilada. A medida que vaya bajando la temperatura de la persona que recibe el masaje, se le debe ir cubriendo de las toallas necesarias para preservar el calor corporal.

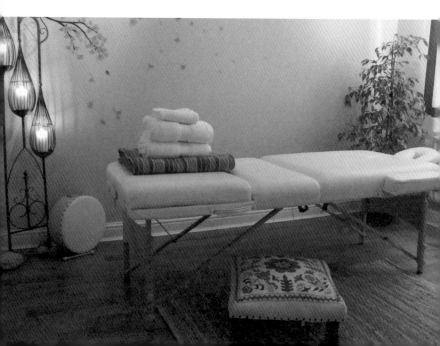

La luz debe ser suave, lo que creará una atmósfera ideal. Las velas son muy adecuadas y los tonos de las paredes deben ser pálidos. Los colores más terapéuticos está demostrado que son el azul, el verde o el naranja pálido. Los colores intensos, como el rojo, suelen producir agresividad e inquietud.

El equipo

El equipo del masajista es muy simple, apenas sus manos y unas ropas holgadas, que facilitarán los movimientos, preferiblemente de color blanco, el color de la pureza, que reflejará cualquier negatividad liberada por la persona a quien se está tratando. El masajista puede ir descalzo o bien con unas zapatillas cómodas.

El masajista puede trabajar directamente sobre la camilla o bien sobre una superficie firme que esté en el suelo. Colocaremos una pieza de espuma amplia o bien dos o tres mantas sobre un edredón grueso. Cuando la persona esté boca arriba le colocaremos un cojín bajo su cabeza y otro bajo las rodillas para disminuir la presión de la parte inferior de la espalda. Cuando esté tumbada se coloca un cojín bajo los pies y otro bajo el abdomen. El masajista también dispondrá de un cojín donde arrodillarse y evitar así lastimarse estas articulaciones, ya que ha de pasar mucho tiempo en una determinada posición.

El aceite es esencial para realizar el masaje. Gracias a él, el masajista puede deslizar sus manos sobre la piel de la persona que está tratando, y los movimientos pueden fluir libremente. El aceite, además, suaviza y tersa la piel. Debe ser de origen vegetal y prensado en frío, sin refinar y sin aditivos. Este tipo de aceites contienen vitaminas, ácidos grasos y los minerales suficientes para favorecer la labor del masajista y, además, nutrir la piel. Las moléculas del aceite vegetal se absorben con mayor facilidad a través de los poros de la piel. Pueden utilizarse aceites de almendras dulces, de orujo de uva, de girasol, de soja o de jojoba, en las tiendas especializadas es fácil encontrar estas y otras variedades.

El aceite de almendras dulces contiene gran cantidad de vitaminas, minerales y ácidos grasos esenciales para la piel. Es muy beneficioso para las pieles secas, sensibles o inflamadas. El aceite de almendras es de color amarillo pálido y es poco oloroso. El aceite de aguacate, otro de los más utilizados, contiene una gran cantidad de vitamina D, proteínas y ácidos grasos. Es de color verde oscuro y penetra muy bien en todo tipo de pieles. El de caléndula tiene propiedades antiinflamatorias, astringentes, calmantes… Está indicado para

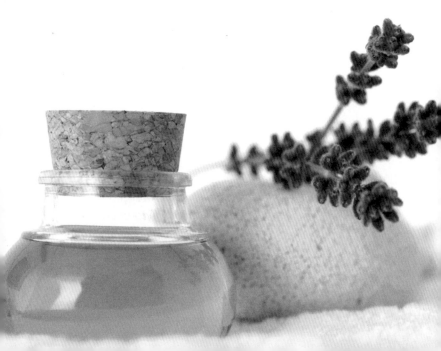

eczemas, psoriasis, venas varicosas, cicatrices y pieles sensibles. El aceite de jojoba es un aceite amarillo y espeso, rico en proteínas y minerales. Nutre, hidrata y penetra en la piel y es perfecto como aceite facial. Como en el caos del aceite de caléndula, está especialmente indicado para los casos de acné, eczemas o psoriasis.

El masajista

El masajista o el fisioterapeuta tiene, entre otras, la función del establecimiento o la aplicación de cuantos medios físicos puedan ser utilizados con efectos terapéuticos en los tratamientos que se prestan a los usuarios. Su trabajo puede realizarlo en centros hospitalarios, centros de salud, o bien de forma particular. Entre las técnicas utilizadas por los fisioterapeutas, cabe destacar las siguientes:

❏ **Cinesiterapia:** Buscar la prevención y tratamiento de lesiones haciendo uso de los efectos terapéuticos del movimiento, como pueden ser movilizaciones, ejercicios pasivos y activos con el paciente.

❏ **Electroterapia:** Prevención y tratamiento de lesiones a través de medios eléctricos como ultrasonidos, corrientes estimulantes y analgésicas o el láser.

❏ **Masoterapia:** Es quizá la técnica más conocida del fisioterapeuta y consiste en la prevención y tratamiento de lesiones a través del masaje.

❏ **Drenaje Linfático Manual:** Usado normalmente en casos de aumento de tamaño de los miembros, ocasionado por contenido linfático para evacuarlo apropiadamente.

❏ **Mecanoterapia:** En este caso se utilizan medios mecánicos como muelles o resistencias para la prevenir y el tratar lesiones.

❏ **Termoterapia y crioterapia:** Prevención y tratamiento de lesiones mediante el calor y frío.

❏ **Terapia manual:** Prevención y tratamiento a través de técnicas de terapia manual.

Estados de ánimo

El masajista debe mantenerse en todo momento relajado. La espalda del masajista debe estar recta, tanto si trabaja arrodillado como si lo hace de pie. En este último caso son los muslos los que soportan el peso del cuerpo y constituyen la base desde la que trabajar de una forma segura. Los músculos del masajista deben estar relajados para que la energía fluya naturalmente por todo el cuerpo y la transmita por las manos. Hombros, brazos y parte inferior de la espalda deben hacer el mínimo esfuerzo posible.

El estado de ánimo del masajista debe ser sosegado en todo momento, ya que la calidad y el éxito del tratamiento dependen en buena parte de ello. La negatividad de un estado de ánimo alterado puede transmitirse como un efecto no deseado sobre el receptor. Las preocupaciones del masajista deben quedar tras la puerta de la sala de masajes y ocuparse en percibir las sensaciones que genere el masaje en la persona que lo recibe. Hay que observar en todo momento sus expresiones faciales y las posibles tensiones de su cuerpo. Antes del masaje conviene respirar profundamente para permitir que la tensión y la ansiedad fluyan fuera del cuerpo: es la mejor manera de inspirar paz y amor.

Cuándo no se debe realizar un masaje

- En caso de fiebre alta del receptor.
- Cuando se detectan enfermedades infecciosas en la piel.
- En el caso de tromboflebitis y otras afecciones similares.
- Sobre venas varicosas en estado avanzado.
- Sobre cicatrices o en el caso de operaciones recientes.
- Durante el embarazo no hay que realizar masajes sobre el abdomen.
- En el caso de bultos o dolores sin explicación.
- En afecciones inflamatorias de tipo bursitis.
- Sobre pacientes que reciben medicación con cortisona.

4. Técnicas de masaje (para todos)

Para aplicar un masaje, se deben utilizar una serie de maniobras, cada una de ellas con una técnica específica, que producen unos determinados efectos sobre el organismo. La eficacia de un buen masaje depende de la ejecución de los movimientos. Cuando se dominan las técnicas y con la suficiente confianza, cada masajista puede crear sus propios movimientos a partir de estas nociones básicas.

Rozamientos

Los rozamientos son la maniobra más leve y agradable. Consiste en una primera toma de contacto y preparar los tejidos para el resto de maniobras que vendrán a continuación. Los rozamientos señalan, además, el inicio y la finalización del masaje, o facilitan el paso entre una maniobra y la siguiente. Se utilizan las palmas de la mano para deslizarse por la piel y amoldarse a los contornos de la persona a la que se somete el masaje.

El receptor debe notar un movimiento continuo, tanto si se aplica una presión rítmica y firme de manera ascendente como si se trata de un toque suave descendente. Al mantener un ritmo uniforme se evitan siempre los movimientos espasmódicos. La presión debe ser superficial o intensa dependiendo de los efectos que se requieran. Los masajistas más experimentados cierran los ojos cuando realizan esta técnica para acentuar o intensificar su sensibilidad y comprobar que los resultados que se obtienen son los esperados. Se pueden ejecutar los movimientos con los dedos unidos y el pulgar ligeramente separado y levantado. Deben utilizarse ambas manos para realizar los movimientos paralelos, mientras que se usa la mano izquierda alternando con la mano derecha para ejecutar movimientos alternativos. Estas acciones deben repetirse hasta percibir un ligero calentamiento en la piel. Llegado este momento, efectuar movimientos más intensos, masajeando con toda la superficie de la mano y con movimientos más lentos.

Por regla general, se emplea un movimiento longitudinal sobre los músculos de los miembros inferiores y sobre la espalda, mientras que el moviendo circular se emplea sobre los hombros, el abdomen y las rodillas.

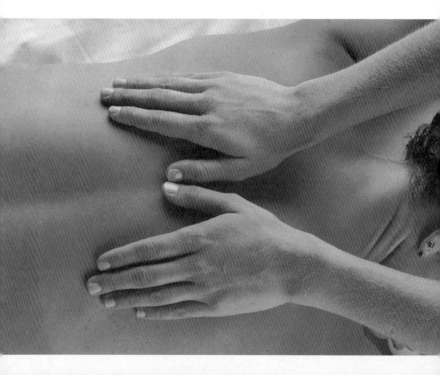

El rozamiento sirve de preparación para las restantes maniobras y se consigue evitar el riesgo de intolerancia o irritación.

Esta maniobra puede realizarse de manera lenta y pausada, entonces ejercerá una acción calmante y sedativa, ayudando a conciliar el sueño. También se disipan las jaquecas nerviosas, se alivia el estrés y se controla la tensión nerviosa. En cambio, a un ritmo más rápido produce un efecto estimulante sobre el organismo.

¿Cómo realizar correctamente el rozamiento?

- El masajista no debe perder en ningún momento el contacto con su paciente, ya que ello significa una pérdida de confianza y una pausa en la relajación.

- Relajar las manos y moverlas evitando las acciones súbitas o espasmódicas, ya que alteran la tensión nerviosa.

- Los movimientos deben ser rítmicos, suaves y uniformes.

- Utilizar siempre toda la mano, no sólo las yemas de los dedos, excepto cuando se trabajen zonas más pequeñas.

- No ejercer presión cuando se trabaje de manera descendente. También pueden hacerse rozamientos de manera centrípeta (hacia el centro) o bien centrífuga (en círculos hacia el exterior).

Los rozamientos facilitan la eliminación de las células muertas del organismo, activan la circulación sanguínea y el drenaje linfático, lo que conlleva una mejor nutrición de los tejidos. Además activa las terminaciones nerviosas periféricas y aumenta el tono muscular.

Deslizamientos

El siguiente paso después de los rozamientos son los desliza-mientos. Su efecto calmante preparan la masa muscular para los amasamientos y los frotamientos, técnicas que vendrán a continuación. Esta maniobra de drenaje se puede ejecutar con la base de la palma de la mano o con su borde externo. También pueden realizarse con el dorso de los dedos con el puño cerrado. En el caso de emplear las yemas de los pulgares se pueden descomponer los nudos y nódulos que se forman en el cuerpo debido al estrés y la tensión de la vida diaria.

Se deben colocar las manos en paralelo cuando se masajea la cara externa del muslo y una sola mano cuando se aplica sobre la cara interna del mismo. La mano izquierda y la derecha alternativamente cuando se masajean los músculos de la espalda. En todo momento se debe respetar el sentido de la circulación sanguínea, ejecutando los movimientos desde abajo hacia arriba. Para acentuar la potencia de los desli-zamientos se puede utilizar el peso del cuerpo del masajista, apoyándose en los antebrazos.

El ritmo de ejecución debe ser lento y continuo cuando se trate de un masaje relajante o de recuperación tras un esfuer-zo, mientras que para un masaje de preparación para un es-fuerzo físico, el ritmo debe ser más rápido. En ambos casos, las manos deben estar siempre en contacto con la piel.

Los deslizamientos calman las zonas fatigadas y los mús-culos contraídos, ayudan a drenar el tejido linfático, activan la circulación sanguínea y contribuyen a elevar la temperatura superficial y subcutánea, ejerciendo un efecto sedante sobre las terminaciones nerviosas.

Los deslizamientos ayudan a descomponer los tejidos de grasa, por lo que resultan muy efectivos en caso de tratamientos de obesidad. También es una técnica que se utiliza para favorecer la actividad celular y producir un flujo de sangre más elevado en la zona, produciendo inmediatamente un efecto analgésico de forma temporal.

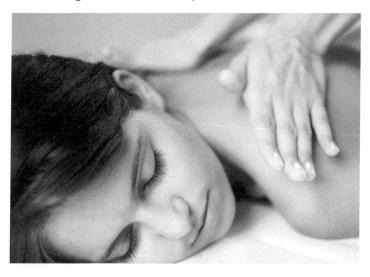

¿Cómo se debe realizar un deslizamiento?

- Trabajar sobre los tejidos de forma cada vez más intensa, puesto que los niveles de tolerancia al dolor pueden variar enormemente.
- No se debe ejecutar un deslizamiento sobre zonas doloridas o con una mayor sensibilidad.
- El masajista no debe encorvar los hombros al trabajar, con el fin de que no se lastime la espalda.
- El masaje debe accionar los tejidos más profundos de la piel, no debe trabajarse únicamente la piel más superficial.

Amasamientos

Los amasamientos son maniobras de carácter más profundo que permiten liberar los residuos acumulados por los músculos durante la realización de los ejercicios físicos. Es una maniobra que se emplea tras los deslizamientos, pero en ocasiones también pueden alternarse con estos, especialmente sobre las masas musculares más gruesas, como las nalgas, los muslos y las pantorrillas.

Tradicionalmente es una maniobra que se puede dividir en las siguientes fases: levantar, retorcer, apretar y hacer rodar. Es un movimiento potente y vigoroso que puede trabajar cualquier parte del cuerpo excepto el rostro. La técnica consiste en aplicar los dedos juntos, con el pulgar separado y enfrentado a los otros dedos de forma que parezca una pinza sólida y ágil. El pulgar realiza el trabajo de prensión agarrando profundamente el músculo y trabajándolo como si fuera la masa de un pan.

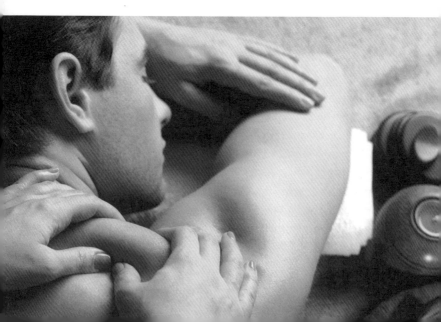

Los amasamientos deben realizarse a un ritmo lento y constante, actuando con mayor lentitud en casos de contracciones o de secuelas de contusiones.

Los amasamientos activan la circulación sanguínea profunda, drenan los líquidos internos, flexibilizan los tejidos subcutáneos y ejercen una acción sedante o excitante sobre las terminaciones nerviosas periféricas, relajando al tiempo los músculos afectados por espasmos.

¿Cómo realizar un amasamiento?

- Debe utilizarse toda la mano al tiempo, no solamente los dedos.
- Debe levantarse el músculo, no la piel, de lo contrario se corre el riesgo de pellizcar la carne.

Un amasamiento ejecutado de manera muy fuerte con la punta de los dedos puede llegar a traumatizar los músculos y el tejido venoso, causar equimosis y perturbar el sistema nervioso. Las primeras maceraciones deben realizarse con sumo cuidado, con el objeto de dosificar la intensidad de las prensiones y torsiones.

Un masajista experimentado percibe en seguida que un músculo se enrojece o altera su temperatura con un amasamiento, lo que significa que ha llevado de manera correcta el flujo de sangre a esa zona, lo que servirá para aportar nutrientes al músculo y eliminar de los tejidos más profundos cualquier indicio de toxina que se hubiera podido acumular. El amasamiento descompone y elimina la acumulación de grasa alrededor de zonas como los muslos, los hombros y las nalgas. También ayuda a prevenir el entumecimiento después de hacer ejercicio.

Frotamientos

Los frotamientos se practican sobre los tendones y sobre los músculos que se asientan sobre una base profunda, dura y resistente, como por ejemplo el tendón rotuliano, los tendones de la articulación de la parte exterior de la rodilla, los tendones y músculos de los hombros y los que se hallan en la cara anterior del muslo.

Se trata de una maniobra que sólo puede realizarse tras un buen calentamiento, mediante rozamientos y deslizamientos de la zona tratada.

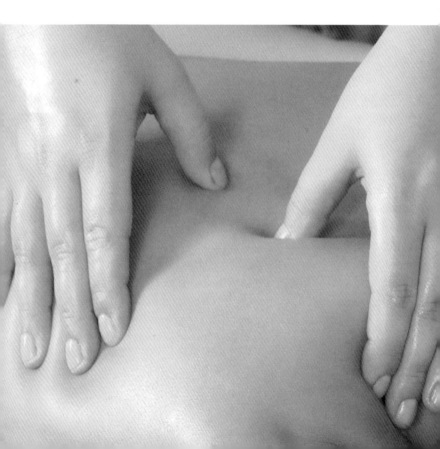

Para realizarla debe utilizarse el pulgar, el índice o el corazón. Las puntas de los dedos deben estar juntas, apoyando la base de la superficie palmar. Se realiza un movimiento circular sobre la zona a tratar, apoyando con mayor o menor fuerza e intentando no causar ningún tipo de dolor. Se alternan los frotamientos con los rozamientos y los deslizamientos, finalizando siempre con esta última maniobra con el fin de calmar y relajar la zona afectada. Todos los movimientos deben realizarse de manera lenta y pausada.

Si no se practican los rozamientos de manera adecuada pueden causar dolor e incluso provocar espasmos. En cualquier caso deben practicarse siempre con especial cuidado para dosificar correctamente la intensidad.

Movimientos de percusión

Se trata de una serie de acusados movimientos ligeros y enérgicos que se aplican alternando las dos manos en una rápida sucesión. Esta serie de golpes rápidos se deben originar en las muñecas del masajista, nunca en los codos o los hombros, que deben permanecer inmóviles. Suelen realizarse con las manos ahuecadas, ya que esta posición crea un vacío que favorece la distensión muscular. También pueden ejercer mediante unos golpes con los bordes de las manos y se realizan al final del masaje para activar y despertar a la persona receptora.

Los movimientos de percusión son pues, estimulantes, e incrementan la circulación sanguínea. Resultan muy provechosos para los atletas que han de realizar un esfuerzo y suele aplicarse en la zona media de la espalda puesto que ayuda a soltar las mucosidades de los pulmones. También son muy útiles para reducir la acumulación de grasa y fortalecer la musculatura general.

¿Cómo realizar los movimientos de percusión?

- Las manos deben ahuecarse de manera correcta, de no hacerse así el golpeteo produce escozor y dolor.
- Las manos deben estar siempre sueltas y relajadas al realizar este movimiento, con los codos hacia dentro.
- Los movimientos de percusión no deben realizarse sobre las zonas óseas.
- El ritmo debe ser lento pero constante, sin cesar ni hacer pausas hasta su finalización.

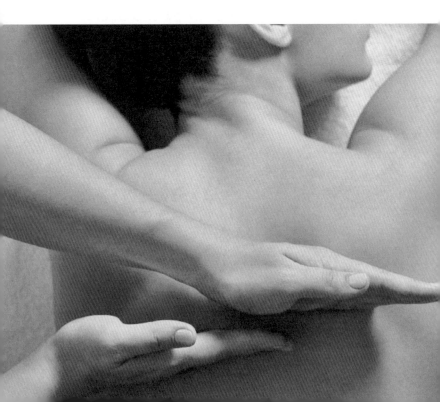

Movimientos de presión

Los movimientos de presión son una maniobra eficaz en situaciones de fatiga, contracturas o tensión muscular. Se realizan siempre después de haber aplicado deslizamientos o amasamientos. Por lo general suelen aplicarse sobre los puntos de dolor pero también sirven como automasaje en la cara externa del muslo, en el tendón rotuliano o en el músculo de la pierna.

Se utiliza el pulgar para los hombros, en el brazo, los músculos de la columna vertebral, la cara anterior de la pierna y el tendón rotuliano. Y la base palmar para la espalda y la cara externa del muslo.

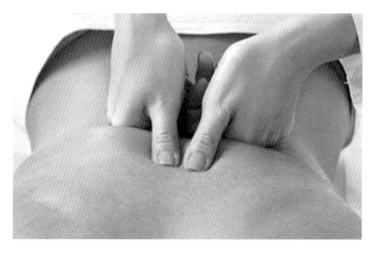

Las presiones deben ser estáticas o ejecutarse a un ritmo lento. Su acción calma y distiende las secuelas de una contusión, el cansancio o los dolores tendinosos y restablece la flexibilidad de las articulaciones.

Los movimientos de presión deben realizarse con cuidado con el fin de no traspasar el umbral de dolor.

Pinzas rotatorias

Las pinzas rotatorias se utilizan para tratar un tejido adiposo grueso o infiltrado de celulitis. Suelen aplicarse en la parte superior de la espalda, la cintura, las caderas, el abdomen y el tórax. Suelen aplicarse después de un masaje preparatorio.

Se emplean ambas manos en esta técnica, colocando la yema del pulgar enfrentada a los otros dedos y en contacto con la piel. Deben moverse de manera sucesiva la yema de los cuatro dedos, como si se pretendiera hacer rodar la piel y conducirla hacia el pulgar. Los dedos van en dirección ascendente o descendente mediante un movimiento reptante, a un ritmo lento cuando se trata la celulitis y con mayor rapidez cuando es un movimiento de masaje general.

Las pinzas rotatorias remueven y aligeran el tejido adiposo, activan la circulación sanguínea y linfática y estimulan las terminaciones nerviosas periféricas.

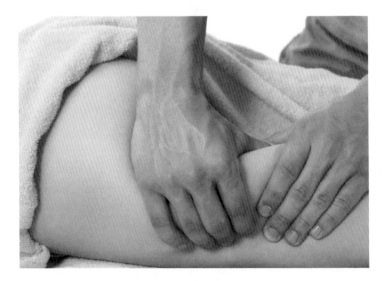

Movimientos de vibración

La vibración es un movimiento de agitación de los tejidos con la mano o los dedos. Para ir más allá también puede complementarse con ligeras sacudidas realizadas de manera más vigorosa.

Debe colocarse la palma de la mano sobre la superficie a tratar y con un movimiento rápido sacudir toda la zona de manera rápida y vigorosa. La vibración suave puede llevarse a cabo utilizando sólo las puntas de los dedos a lo largo de un nervio.

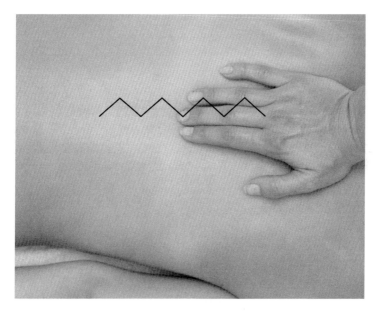

Tanto la vibración como las ligeras sacudidas tienen efectos estimulantes sobre el organismo. Su utilidad sirve para restablecer y mantener las funciones de los nervios y los músculos que los abastecen, con lo que se consigue aumentar su capacidad de nutrición. Estos movimientos resultan muy beneficiosos en casos de parálisis. También activa los procesos digestivos de cara a eliminar el estreñimiento. Si se aplican sobre la zona torácica, mejoran los problemas respiratorios.

¿Cómo se aplican los movimientos de vibración?

- Sólo deben aplicarse cuando no exista inflamación en las zonas afectadas.
- Deben ejecutarse de manera lenta y progresiva.
- Nunca hay que ejercer demasiada presión, especialmente si se trata de zonas dolorosas.

5. Aliviar tensiones musculares y emocionales

A medida que el masajista va familiarizándose con los distintos movimientos, es recomendable trabajar de forma intuitiva, descubriendo y experimentando nuevas técnicas para desarrollar un estilo propio de masaje. El masaje es vital de cara a obtener un bienestar físico, emocional y espiritual. Tiene cualidades beneficiosas para todo el mundo y a lo largo de las distintas etapas de la vida. Cuando se trata de un bebé, puede ayudarle en su desarrollo fisiológico y emocional. Los bebés a los que se les somete a masajes puntuales, sufren menos problemas de salud, además de proporcionarle un gran placer.

A los adolescentes les puede ayudar a superar el abismo generacional que hay entre la adolescencia y la edad adulta, les ayuda a estabilizar el comportamiento y a regular los desequilibrios hormonales. En los deportistas, un masaje previo a cualquier actividad reduce considerablemente la probabilidad de la aparición de lesiones, mejora el rendimiento, la resistencia y la agilidad. Si se trata de lesiones de poca importancia, el masaje es un remedio de gran efectividad y constituye una excelente ayuda para la recuperación.

Durante el embarazo el masaje puede ayudar a la mujer a sobrellevar mejor los cambios emocionales y físicos que suceden en su cuerpo, además de constituir una excelente herramienta de cara al parto. Alivia las incomodidades que conlleva el embarazo y no tiene efectos secundarios. La futura madre puede evitar los dolores de espalda, los cambios de humor, la retención de líquidos, las varices, el dolor en las piernas, los calambres, jaquecas y estrías en la piel.

Corinne Regnault

Durante la menopausia la mujer puede adaptarse a los cambios físicos y emocionales que experimenta. Le ayuda a combatir la depresión, equilibra sus diferentes estados de ánimo, disipa las ideas y sentimientos irracionales de inseguridad la baja autoestima. Además, el masaje, los aceites esenciales, la dieta y el ejercicio aliviarán los sofocos, los dolores de cabeza, los cambios de energía, la retención de líquidos y el aumento de peso.

Para las personas mayores el masaje puede resultar un excelente remedio para reducir de forma considerable el dolor, la rigidez y la falta de movilidad fruto de los problemas de artritis y reumatismo. También mejora la textura y el tono de la piel, la digestión y la eliminación de los alimentos. El masaje también puede reducir la depresión y la ansiedad.

Zona craneal

El masaje craneal se aplica en el cráneo, la cara, el cuello y los hombros y está especialmente dirigido a reducir la tensión de estas zonas y eliminar el dolor y las molestias que ésta puede causar. La tensión cervical es muy frecuente. Hay varios factores que suelen causar un aumento de la tensión en los músculos de la zona cervicodorsal, la cintura escapular y en las fascias de la zona:

- El estrés.
- Las posturas inadecuadas ante el ordenador, al estudiar o al dormir.
- Cargar demasiado peso sobre los hombros.
- Algunos movimientos bruscos.

Esta tensión acumulada genera la compresión de los vasos sanguíneos de la zona, originando cefaleas tensionales, somnolencia, varios tipos de neuralgias, sensación de cansancio, fatiga visual, fatiga mental, bruxismo, mareos y pérdida del equilibrio, pudiendo afectar incluso al estado de ánimo.

Para el masaje en la zona occipital, el receptor debe tenderse boca abajo, con los brazos recogidos sobre la frente. El masajista debe localizar los puntos doloridos, utilizando la yema de los dedos. El masaje parte desde la zona inferior de la nuca y asciende hasta la parte superior del cráneo.

Si el dolor es en la zona temporal, el receptor puede sentarse sobre una mesa, con los antebrazos recogidos sobre la misma para apoyar en ellos la frente. El masajista debe localizar, con la ayuda del receptor, los puntos de dolor, utilizando las yemas de los dedos. Luego, aplicar suaves frotamientos sobre la zona afectada, intensificar la fuerza de los frotamientos y ejercer una presión continua con toda la superficie de las manos.

Cuando el dolor afecta la región frontal el receptor debe tumbarse de espaldas, colocándose el masajista detrás de la cabeza. Para el tratamiento, aplicar suaves y precisos frotamientos sobre los puntos doloridos durante cuarenta segundos. A continuación intensificar la fuerza de los frotamientos durante un tiempo similar y finalizar con suaves rozamientos sobre la zona frontal. De esta manera se pueden eliminar los dolores congestivos, ya que se facilitar el drenaje de la zona nasal, orbicular y frontal, eliminando la congestión de enfermedades como la sinusitis.

El masaje craneal cumple con el doble objetivo de eliminar la tensión y las consecuencias que de ella se derivan. Además, tiene un efecto relajante general, aportando una sensación de calma y bienestar. El masaje craneal se realiza con diferentes maniobras de roces, micropresiones sobre la cara y las zonas temporal, occipital y frontal del cráneo. Además, el rostro se trata con rozamientos, golpecitos y otras maniobras linfáticas. Basta una sensación de 25 minutos de duración para alcanzar un estado de total relajación.

Masaje en el rostro

El tratamiento del masaje sobre el rostro es una forma muy efectiva de mitigar también los dolores de cabeza si están causados por el estrés, la congestión de los senos del cráneo o por problemas digestivos. Al aumentar la circulación sobre el rostro, el cutis se rejuvenece y adquiere un brillo saludable.

Precauciones

El masaje sobre el rostro no debe realizarse:

- **Sobre lentes de contacto.**
- **Sobre zonas inflamadas.**
- **Sobre cicatrices recientes.**
- **Sobre afecciones infecciosas en la piel o zonas de infección como granos o furúnculos.**

Para descongestionar la zona del rostro, se puede empezar frotando con suavidad hacia el exterior a través de las mejillas en franjas horizontales y, al llegar a las orejas, realizar un masaje sobre ellas con los pulgares, estirándolas y soltándolas suavemente. Si se pretende liberar la tensión en la zona del cuero cabelludo se trabajará con las puntas de los dedos, realizando un masaje en el límite del pelo, recorriéndolo firme y suavemente, con profundos movimientos circulares de fricción, desde la parte superior de la frente hasta la base del cráneo.

Región cervical

Se trata de uno de los lugares donde se sufren mayores dolencias, debido en gran parte al trabajo sedentario que realiza gran parte de la población, frente a pantallas de ordenadores que obligan a una postura fija durante muchas horas.

Los huesos que forman parte del cuello son las vértebras cervicales, un total de siete, que se encargan de articular todos los movimientos de la cabeza. A menudo estas vértebras se ven afectadas por la artrosis y generan en determinadas personas dolores de cabeza, sensación de hormigueo, vértigos y mareos. No hay que olvidar que los músculos y las vértebras de esta zona acumulan gran cantidad de tensiones que su función es la de mantener la cabeza erguida. Por tanto, su buen estado es fundamental para mantener una buena salud y evitar la aparición de molestias en zonas localizadas de la zona.

La actitud y una buena postura son, pues, esenciales, para evitar patologías cervicales. Hay que evitar a toda costa permanecer durante mucho tiempo en una misma postura para impedir que se acumule tensión en esas zonas. El masaje activará la tensión sanguínea de la región y destensará los músculos que sostienen la cabeza, lo que ayudará a prevenir jaquecas y cefaleas.

El receptor se situará en posición decúbito supino y el masajista procederá a comprobar en primer lugar cuál es tono muscular. Antes de iniciar el masaje, se debe lubricar previamente la zona. A continuación, y con las manos juntas se empieza el masaje en la línea interclavicular y luego bajar dirigiendo los dedos hasta las costillas subiendo por la parte externa del pecho hasta el deltoides y girando las muñecas para que quede el tríceps entre la palma y los dedos. Luego, ejerciendo una presión mayor, subir hasta el occipital. Realizar enérgicos frotamientos sobre los puntos doloridos, ya sea con la yema de los cuatro dedos juntos o bien con el pulgar. Colocar los dedos índice y corazón en la última vértebra cervical y tirar ligeramente la cabeza del paciente hacia atrás. Haremos eso con cada una de las vértebras cervicales restantes hasta llegar al occipital.

Beneficios del masaje cervical

- Alivio del dolor y la rigidez en los músculos de la cara, cuello, espalda superior y hombros.
- Aumento de la movilidad de las articulaciones del cuello.
- Alivio de la tensión y el dolor de cabeza, fatiga ocular, la ATM y la congestión nasal.
- Reducción de la depresión, la ansiedad y otros problemas relacionados con el estrés.
- Los niveles más altos de creatividad, la claridad, y la concentración, y mejor memoria.
- Una sensación de tranquilidad, calma y bienestar.
- Mejora del sueño.
- Normalización del sistema respiratorio.

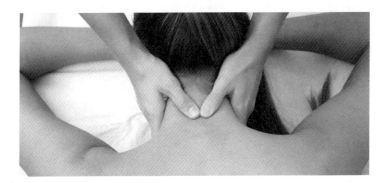

Hombros

La contractura en los hombros es una de las molestias más habituales que se presenta en cualquier consulta de osteópata o fisioterapeuta. Esa contractura puede deberse a una mala postura, por levantar mucho peso, por dormir mal o por otros motivos. Los masajes en los hombros son muy sencillos de hacer pero hay que realizarlos con mucha delicadeza. Se debe empezar por la cabeza y después seguir por el cuello hasta llegar a los hombros.

El masajista debe localizar los puntos afectados con la punta de los dedos. Luego, empezar a aplicar rozamientos con ambas manos durante un par de minutos. Con los cuatro dedos de una mano, realizar entonces frotamientos sobre los

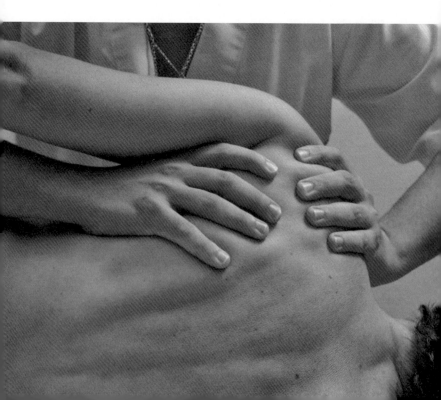

puntos doloridos. Incrementar la fuerza de los frotamientos a medida que disminuye el dolor. Para finalizar, continuar con una presión sobre el punto todavía sensible, apoyándose con la otra mano sobre la parte posterior del hombro afectado.

Dar un masaje en los hombros ayuda a relajar el sistema nervioso central, así como cualquier músculo que padezca dolor de la parte superior de la espalda. Este proceso también ayuda a aliviar la tensión muscular de todo el cuerpo. Resulta especialmente indicado este masaje para las personas que trabajan con sus brazos todo el día, o bien para las personas que se sientan tras un escritorio.

• Desde la posición sentado, en una silla o en un sofá, aplicar una presión a ambos lados del cuello y a continuación iniciar unos movimientos circulares hasta que los dedos de ambas manos se toquen.

• Mover las manos hacia la base del cuello, continuando con un movimiento circular con los dedos. Una vez el masajista haya llegado a la base del cuello, volver hacia el lugar de inicio del masaje.

• Masajear los hombros hacia los lados de la espalda. Usar los dedos en un movimiento de agarre, masajeando sólo los músculos de la espalda.

• Masajear los hombros hacia los lados por los músculos, utilizando los dedos en un movimiento de agarre suave y con las dos manos.

Brazos

En los brazos se acumula el cansancio y las tensiones que nos pueden causar dolores de cabeza. El masaje se encarga de eliminar ese cansancio y esas tensiones. Además, es ideal para personas mayores con problemas reumáticos o que tengan una vida sedentaria.

- Comenzar con movilizaciones de la mano y muñeca, colocar los pulgares en el dorso y los cuatros dedos en la palma, flexionando los laterales hacia abajo.
- Sostener con la mano izquierda, la derecha toma dedo por dedo haciendo movimientos de rotación y soltándolo bruscamente.
- Masajear los espacios intermetacarpianos alternando los pulgares. Realizar lo mismo en la zona palmar hacia la muñeca.
- Masaje digital en la articulación de la muñeca, en zona dorsal y palmar.
- Movimientos de pinzamiento desde la muñeca hasta el hombro.
- Trabajar con amasamiento en todo el brazo. Masaje digital en las articulaciones del hombro. Con los pulgares realizar un masaje digital, colocando los cuatro dedos en la parte anterior.
- El pulgar se desliza desde la zona axilar hacia la clavícula.
- Presión con las dos manos juntas desde la axila a la muñeca, volviendo con el mismo movimiento hacia la axila.
- Terminar el trabajo sosteniendo con las manos la mano del paciente y realizar suaves sacudidas.

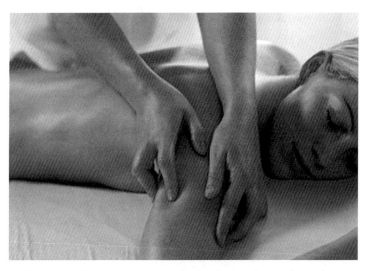

Se puede trabajar por separado el omoplato, el antebrazo, las muñecas y las manos.

Para masajear el omoplato, el sujeto se tiende boca abajo y el masajista, a su lado, localiza los puntos doloridos. A continuación, aplicar amplios rozamientos sobre la zona afectada durante un par de minutos. Realizar luego lentos frotamientos sobre los puntos doloridos, prosiguiendo con enérgicas presiones sobre dichos puntos, primero con la base palmar y después con la punta de los dedos. Para concluir, aplicar una serie de rozamientos y deslizamientos lentos y profundos.

Cuando se masajea el antebrazo se suele partir de la muñeca y se va ascendiendo hasta llegar al hombro. El masajista debe sujetar el antebrazo por la muñeca y frotar la cara externa del codo con la yema de los dedos primero y con ambos pulgares más tarde. También se pueden realizar amasamientos con los dedos de ambas manos. En caso de dolor, aplicar lentos frotamientos sobre los puntos afectados y finalizar con enérgicos rozamientos y deslizamientos.

El masaje sobre la muñeca o la mano permite que el receptor se halle en posición sentada e incluso de pie. En la muñeca, se sujeta primero la mano del receptor y a continuación se aplican rozamientos partiendo desde la cara dorsal para ascender hasta el antebrazo. Es importante tratar simultáneamente ambas caras de la muñeca. Se concluye removiendo suavemente la zona afectada.

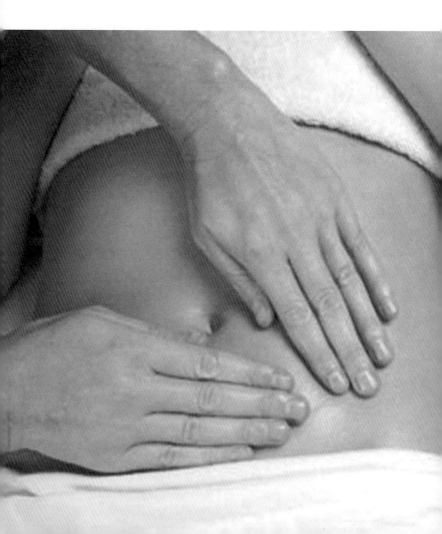

Vientre

La tensión en el vientre suele ser sinónimo de episodios de estreñimiento. Algunas personas, cuando tienen estrés, sufren de diarrea. La mayoría de los órganos del cuerpo humano se hallan en el abdomen y el vientre.

Si la hinchazón abdominal se debe al estreñimiento, se pueden realizar masajes con pequeños círculos alrededor del ombligo, en el sentido de las horas del reloj. Luego, se va extendiendo el masaje a toda la zona abdominal. Los masajes abdominales fortalecen los músculos del tracto digestivo, lo que hace que se elimine correctamente la materia fecal acumulada. Cuando funciona correctamente el abdomen, los músculos del colon liberan los deshechos de una manera más eficaz.

La hidratación insuficiente también puede agravar la situación. Para evitar el estreñimiento es aconsejable beber agua con más frecuencia, fuera de las comidas y repartida a lo largo del día. Por otro lado, es importante cuidar los hábitos en la alimentación, tanto en lo que se ingiere aumentando los alimentos ricos en fibra, como la forma en que se ingiere, o los horarios, por lo que debemos prestar atención a este punto. Otro factor de suma importancia es el sedentarismo, es decir, la falta de actividad física tanto en las actividades de la vida diaria como en las laborales, académicas o de tiempo libre. El estreñimiento puede provocar malestar general, cefaleas y piel reseca.

Mejoras que produce el masaje abdominal

- Mejora general de la circulación de la sangre y de los vasos sanguíneos en la cavidad abdominal.

- Las venas transportan la sangre desprovista de oxígeno al corazón más rápidamente y las arterias responden mediante el suministro de las células del cuerpo con sangre oxigenada.

- El hígado, la vesícula biliar y el páncreas reciben una gran proporción de oxígeno y nutrientes y liberan sus desechos metabólicos, tales como el ácido carbónico en el flujo de sangre.

- Libera emociones arraigadas.

- Alivia indigestión, gases y estreñimiento.

Con la yema de los dedos, ejercer presiones sobre la boca del estómago, maniobrando en sentido ascendente al menos durante dos minutos. A continuación deslizar la mano por toda la zona del estómago durante dos minutos más. Viajar luego hasta la zona abdominal, presionando con una mano en primer lugar y luego con las dos manos al tiempo. Aplicar suaves y lentos rozamientos centrípetos sobre el vientre, empleando toda la superficie palmar de las manos. Continuar con deslizamientos centrípetos más profundos y efectuar leves frotamientos sobre el lado izquierdo del bajo vientre. Realizar la misma operación sobre toda la zona del colon, comenzando por el lado derecho del bajo vientre, primero en sentido ascendente, luego transversal y finalmente descendente. Con las manos a ambos lados de la cintura, remover las masas profundas del abdomen, partiendo desde los extremos y dirigiéndose hacia la zona central. Finalizar con deslizamientos por todo el abdomen.

Espalda

Es uno de los masajes más tradicionales que existen, ya que es la parte del cuerpo que tiene que soportar buena parte del sustento del organismo. En la espalda se encuentran importantes centros energéticos, además de ser la zona donde mayores tensiones se acumulan. El masaje descontracturante de la espalda es muy utilizado en deportistas, que son proclives a contraer todo tipo de lesiones que obstaculizan la correcta movilidad.

El masaje en la espalda aumenta el flujo sanguíneo hacia la piel y los músculos y previene el deterioro de esta. El masaje puede mejorar la circulación sanguínea y esta es una de las razones que puede ayudar en la recuperación de la tensión muscular y dolores. El masaje relaja los músculos, lo que les permite alcanzar un rango mayor de movimiento. Esta relajación de los músculos también puede prevenir otras enfermedades relacionadas con el dolor de espalda y cuello, como el insomnio, la postura y el rango de movimiento. Los pasos a seguir en un masaje en la espalda son los siguientes:

❏ **Roces relajantes:** se realizan desde los hombros hasta el final de la espalda, con mucha suavidad, rozando la piel con las yemas de los dedos y en dirección a las lumbares, repitiendo los roces dos o tres veces. Efectos: son muy sedantes y preparan el cuerpo para las próximas manipulaciones.

❏ **Vaciado venoso:** se colocan las dos manos planas en el cuello, deslizando por los hombros, y de aquí bajamos hacia las lumbares con cierta presión, a los lados de la columna. Repetir dos veces. Efectos: renueva la sangre y activa la linfa.

❑ **Fricciones:** son la base del masaje. Con ambas manos planas y con los dedos pulgares a cada lado de la columna, se realizará una fricción ascendente desde las lumbares hasta el cuello; al llegar arriba se separarán las manos hacia los hombros y se bajarán por los laterales de la espalda, con más presión al subir que al bajar. Repetir dos o tres veces. Efectos: activa la circulación y libera las células desvitalizadas de la piel.

❑ **Amasamiento digital:** con los dedos, se realizan círculos hacia fuera desde el cuello hasta las lumbares, y luego subiendo por toda la espalda con presión media. Se repite dos veces. Efectos: tonifica los músculos.

❑ **Amasamiento profundo:** esta maniobra se realiza como si se amasara pan, alternando las dos manos comprimiendo o descomprimiendo, avanzando y retrocediendo. Sólo se realiza en las zonas carnosas. Efectos: elimina toxinas, reduce la grasa y la celulitis, nutre los músculos, etc.

❑ **Nudillares:** se realiza con todos los nudillos flexionados y con el dedo pulgar presionando en forma de pellizco el tejido muscular. Es más profundo. Efectos: estimula la circulación sanguínea, revitaliza y nutre los músculos.

❑ **Roces y peinados:** Se realizan con las yemas de los dedos como si peináramos la espalda, desde el cuello y los hombros hasta las lumbares, con una presión media y con rapidez, de arriba abajo.

❑ **Percusión cubital:** con los bordes de las manos del lado del dedo meñique, daremos golpes suaves, ligeros, de manera rápida y alternada, con los dedos algo separados y flexionados. Efectos: elimina toxinas, tonifica los músculos y la piel y mejora la flacidez.

Si el masaje se realiza sobre la región lumbar, se aplican rozamientos ovales muy lentos con las palmas de ambas manos, partiendo desde ambos glúteos para ascender hasta la espalda, durante un tiempo aproximado de dos minutos. A continuación proseguir mediante deslizamientos bastante profundos sobre la misma zona. Con la yema de los dedos, realizar enérgicos frotamientos sobre los puntos afectados. Utilizar el dorso de las falanges de una mano para aplicar frotamientos a ambos lados de la región lumbar durante un minuto. Emplear la base palmar para ejercer profundas presiones sobre la región del sacro durante medio minuto y concluir con deslizamientos bastante energéticos y envolventes sobre toda la región lumbar, partiendo desde los glúteos y tratando de ascender hasta los hombros.

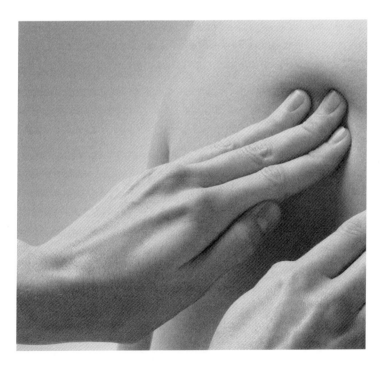

Abductores

Los abductores son un grupo de músculos funcionales que conforman la parte más interior del muslo. Se trata de cinco músculos: el abductor largo, el corto, el mayor, el rectilíneo y el recto interno. Se originan en los huesos que forman el pubis y se insertan en la tibia. Cuando estos músculos se contraen, tiran de la pierna hacia la línea media del cuerpo. En casi todos los deportes, estos músculos trabajan para estabilizar la pierna y desacelerar el movimiento.

Las contracturas en estos músculos se producen cuando no son capaces de soportar las tensiones excéntricas aplicadas durante los movimientos de aceleración. Cuando el abductor es sometido a sobrecargas repetidas se produce una inflamación en su inserción en el hueso de la pelvis y produce dolor que se intensifica al realizar ejercicio que implique separación de ambas piernas o bien al cerrarlas contra resistencia.

Para realizar el masaje, el receptor se colocará de espaldas, con un cojín bajo la pierna que deberá tratarse. El masajista tratará de localizar los puntos de dolor y aplicará rozamientos previos con la superficie de la mano, partiendo de la cara interna de la rodilla y ascendiendo hasta la ingle. Luego efectuará deslizamientos lentos y bastante enérgicos, alternando el trabajo con ambas manos. A continuación realizará amasamientos lentos y profundos, partiendo siempre desde la cara interna de la rodilla para llegar hasta la ingle. De nuevo, volverá a ejecutar los amasamientos, intensificando la fuerza de las maniobras. Seguidamente, realizará frotamientos con la yema de los dedos sobre los puntos afectados, tratando de no causar dolor al receptor, y finalizará con deslizamientos profundos sobre la cara interna del muslo.

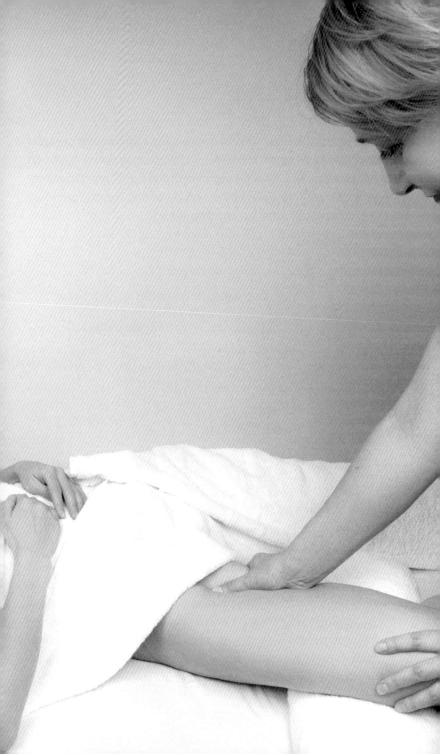

Piernas

Las piernas son las extremidades más alejadas del corazón y, por tanto, el lugar donde la circulación sanguínea llega con mayor dificultad. Una de las principales funciones del masaje en las piernas es la activación de la circulación, pero hay otras funciones igual de importantes:

- Cansancio.
- Celulitis.
- Edema.
- Estar en posición sentada o de pie durante mucho tiempo.
- Estrés.
- Falta de tonicidad muscular.
- Flacidez.
- Mala circulación.
- Piernas cansadas.
- Predisposición hereditaria.
- Sedentarismo.
- Varices.

El receptor se tiende de espaldas flexionando las piernas y el masajista se sitúa a la altura de su rodilla. Empieza por realizar rozamientos extendidos con las palmas de ambas manos, de manera alterna y sucesiva, partiendo desde la rodilla y llegando hasta la ingle. Luego, se aplican rozamientos seguidos de deslizamientos con las manos en paralelo, de nuevo partiendo desde la rodilla y llegando hasta la ingle o la cadera. Ejecutar amasamientos de la masa muscular, suaves pero penetrantes. Continuar con rozamientos unos breves instantes. Seguidamente apoyar una mano sobre la cara interna de la rodilla y, con la otra, realizar deslizamientos extensos y enérgicos sobre la cara externa del muslo para finalizar con profundos deslizamientos en el conjunto de la pierna. El masaje circulatorio en las piernas nos va a servir para activar el riego sanguíneo, reducir la retención de líquidos eliminando así toxinas. Con esto mejoramos la sensación de pesadez de las piernas, además de aliviar la incidencia de las varices. Este masaje permite también mejorar el retorno venoso del cuerpo gracias a los movimientos ascendentes que se realizan, siempre hacia el corazón. Todo esto previene y reduce la aparición de edemas e hinchazones. Además, la sangre que se logra redistribuir con el masaje consigue ir subiendo la temperatura de los tejidos de las piernas, lo que redundará en un mejor estado físico.

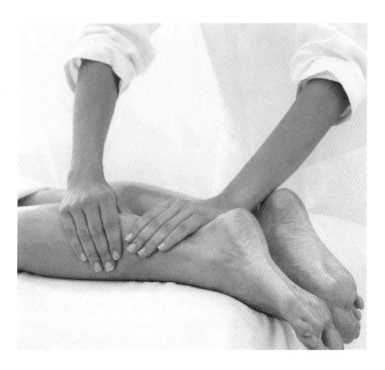

Consejos para masajear los pies

- Lo primero es sentarse en una postura muy cómoda, con el pie derecho apoyado sobre la rodilla izquierda o viceversa.
- Sujetar el pie con una mano, mientras presiona la planta del pie con el pulgar o índice de la otra mano.
- La presión debe ser constante, con una fuerza intermedia, y con un movimiento circular contrario a las agujas del reloj. Si se realiza el masaje al revés no surtirá efecto.

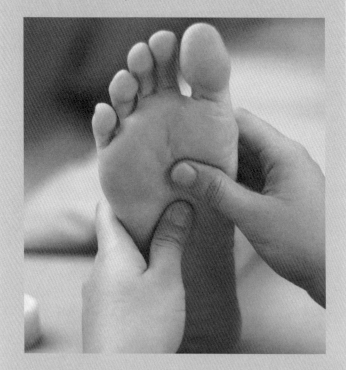

- Comenzar el masaje presionando desde los dedos y hacia el talón. No olvide masajear los dedos y laterales del pie. Como en la planta del pie se reflejan todas las zonas de su cuerpo, con este masaje general detectará los puntos más sensibles, aquellos en los que siente dolor.

- Repita el mismo procedimiento con el otro pie para detectar los puntos sensibles o dolorosos.

- Terminado el masaje general de los pies, haga un masaje localizado en las zonas sensibles o dolorosas que ha detectado en ambos pies, siempre utilizando el pulgar o el índice de la mano. El dolor de esas zonas indica que el órgano reflejado no está funcionando correctamente y requiere de mayor estimulación. Intente que la presión sea intermedio/fuerte, siempre en sentido contrario a las agujas del reloj.

- Si siente mucho dolor, masajee el área circundante hasta llegar al centro del área dolorosa. Mantenga allí una presión suave y constante, pero no excesiva.

- Recuerde que el masaje excesivo suele ser contraproducente. Es preferible repetir el masaje en una sesión posterior para ir, poco a poco, consiguiendo la normalización de la zona dolorosa.

- Complete el tratamiento masajeando nuevamente toda la planta de cada pie, desde los dedos hacia el talón.

- Para finalizar, masajee el empeine, el tobillo y frota el pie en forma general.

6. Técnicas adicionales para un buen masaje

Aromaterapia con aceites esenciales

La aromaterapia es el uso de aceites esenciales puros para el mantenimiento de la salud física, mental y espiritual de la persona. Constituye así una muy buena forma de incrementar los efectos terapéuticos del masaje.

Existen más de doscientas plantas de las que se extraen sus aceites esenciales en aromaterapia. Su alto grado de concentración exige mezclarlos siempre con un aceite de transporte que los diluya adecuadamente. Una mezcla adecuada contiene entre un 1 y un 3% de aceites esenciales. Estos aceites deben guardarse siempre en recipientes de vidrio oscuro, ya que la luz del sol deteriora sus propiedades fundamentales. Además, son sumamente volátiles, por lo que deben cerrarse bien después de su uso para evitar que se evaporen. Suelen conservarse durante uno o dos años, pero cuando los mezclamos con el aceite de transporte su periodo de conservación pueda bajar hasta los seis meses.

Las cualidades del masaje, al combinarse con el aceite esencial, se multiplican exponencialmente. Al penetrar en la piel, las moléculas del aceite esencial pueden llegar a la sangre, facilitando así su acción en el organismo.

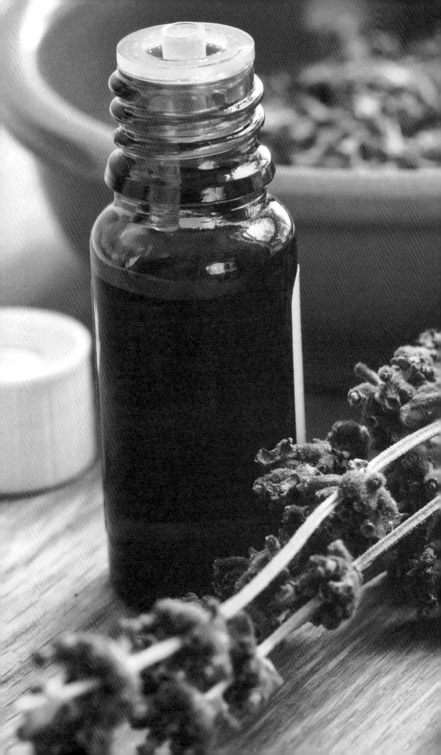

Bergamota

Este aceite esencial tiene propiedades antidepresivas, antisépticas, equilibrantes y reconfortantes. Es, por tanto, un aceite muy provechoso para combatir el estrés, la ansiedad y la depresión. Resulta muy útil contra las infecciones vaginales, mejora el funcionamiento del sistema digestivo, es eficaz para tratar las infecciones del sistema respiratorio y es provechoso para el tratamiento de las enfermedades de la piel, como el acné o la seborrea.

Manzanilla

Sus propiedades fundamentales son varias: resulta equilibrante, calmante y analgésico contra la irritación. Está especialmente indicado para los niños y las personas sensibles a los efectos del asma, las infecciones y los problemas de la piel. Es un poderoso antiinflamatorio ya que contiene hidrocarburos azules que se forman durante su destilación. Calma los furúnculos, las quemaduras y todo tipo de heridas de la piel. Su acción analgésica alivia los dolores de los músculos y de las articulaciones. Disipa el miedo, el enfado, la ansiedad y la tensión. En las mujeres, equilibra las hormonas, trata los desarreglos menstruales, regula el ciclo y la irritabilidad. Además de todo ello, estimula el sistema inmunológico, con lo que reduce notablemente el riesgo de infecciones.

Ciprés

El ciprés es astringente, reductor de líquidos y un potente re-constituyente. Este aceite esencial resulta muy útil en cualquier lugar donde exista un exceso de líquidos. El ciprés equilibra las pieles grasas, reduce la hinchazón y la celulitis. Además, alivia la tensión nerviosa y las afecciones relacionadas con el estrés. Resulta excelente en el tratamiento de las venas varicosas y en los edemas de la piel.

Eucalipto

El aceite esencial de eucalipto es un gran expectorante y estimulante del sistema respiratorio. Es el método más eficaz contra todo tipo de problemas respiratorios, como el asma, los catarros, los resfriados o las infecciones de garganta. Tradicionalmente se ha empleado en potentes friegas sobre la zona del pecho. Además, alivia el dolor en afecciones como la artritis, los dolores musculares o el reumatismo. Este aceite esencial tiene poderosas cualidades que estimulan la capacidad intelectual y contribuyen a la concentración.

Incienso

El incienso, como el eucalipto, tiene propiedades expectorantes, pero también es estimulante y tiene un gran poder curativo y rejuvenecedor. El incienso fomenta una respiración más pausada y profunda, por lo que resulta ideal en los casos de asma y en general en los problemas respiratorios de todo tipo, especialmente si están relacionados con el estrés. El incienso rejuvenece la piel, fortaleciéndola y suavizando las arrugas.

Geranio

El aceite esencial de geranio es antidepresivo, equilibrante, curativo y vivificante. Es muy útil para el sistema nervioso, puesto que disipa los estados de ansiedad y vivifica el espíritu. Además, es un potente estimulante del sistema linfático, fomentando la eliminación de toxinas. Suele aplicarse en la piel, ya que tiene una gran capacidad para equilibrar las glándulas sebáceas, además es un poderoso hidratante y sirve para tratar quemaduras, eczemas, herpes y heridas.

Jazmín

El jazmín es afrodisíaco, euforizante, curativo y tonificante. Es uno de los aceites esenciales más utilizados en multitud de dolencias. Sirve para tratar la depresión ya que produce sensaciones de optimismo, confianza y euforia. Es útil contra los estados de apatía y contra el cansancio. En terapias de tipo sexual se indica contra los estados de frigidez, la impotencia o la eyaculación precoz, fortaleciendo de paso los órganos sexuales. En la piel puede combatir las estrías, las cicatrices y los eczemas, incrementando la elasticidad de la piel.

Enebro

El aceite esencial de enebro es antiséptico y desintoxicante. Es el remedio que suele utilizarse para las infecciones de orina, disminuye la retención de líquidos por sus cualidades como purificador de los deshechos del cuerpo humano. Combate la obesidad y purifica el cuerpo tras una ingesta de alcohol. Elimina el ácido úrico y combate la artritis y los accesos de gota. En la piel suele aplicarse para combatir el acné, las pieles grasas, los poros obturados y cualquier tipo de congestión epidérmica.

Lavanda

El aceite esencial de lavanda tiene propiedades antidepresivas, equilibrantes, rejuvenecedoras y calmantes. Suele utilizarse para mitigar estados depresivos, de ansiedad o de insomnio. Por tanto, sus propiedades resultan muy útiles para beneficiar al sistema nervioso. También puede aplicarse en casos de hipertensión, palpitaciones, taquicardias, estados de enojo o de frustración. El aceite esencial de lavanda estimula el sistema inmunológico, por lo que evita todo tipo de infecciones, resfriados y catarros. También se aplica en los casos de quemaduras en la piel causadas por el sol, en casos de acné, furúnculos, eczemas o psoriasis.

Limón

Se trata de un poderoso purificante, revitalizante y estimulante del organismo. Por eso resulta muy indicado para cualquier afección del sistema digestivo y para enfermedades infecciosas de todo tipo, ya que refuerza el sistema inmunológico y acelera la recuperación en los casos de fiebre, resfriado, estados gripales, etc. También son muy adecuadas sus propiedades para el cuidado de la piel, ya que su acción purificante equilibra las pieles grasas, las heridas, los cortes y las verrugas.

Neroli

El aceite esencial de neroli es antiséptico, antiespasmódico, digestivo, sedante, antidepresivo, regenerador celular, hidratante y desodorante. Es uno de los aceites antidepresivos más influyentes, ya que calma las impresiones fuertes, la ansiedad crónica y el insomnio. Resulta especialmente indicado para personas con alguna fuerte adicción. También es efectivo en el caso de malas digestiones, en los cólicos, diarreas o indigestiones.

Hierbabuena

El aceite esencial de hierbabuena es muy eficaz en trastornos digestivos e infecciones respiratorias. Asimismo, resulta excelente para abrir poros, tonificar la piel y combatir el acné. Mezclando el aceite esencial de hierbabuena con aceite de oliva resulta un magnífico remedio para curar las quemaduras. Sus propiedades como analgésico, refrescante, digestivo y estimulante favorece aquellos casos de náuseas, vómitos y malestar general. También alivia los espasmos y las molestias en el estómago y el sistema digestivo en general. Suele indicarse en los casos de dolores de cabeza, tales como migrañas, jaquecas, fatiga mental. La hierbabuena refresca y calma las quemaduras solares.

Rosa

La rosa damascena y la rosa centifolia (rosal romano) son las especies de rosas que se utilizan como fuente del aceite esencial. El aceite esencial es magnífico para aportar a la piel brillo, belleza y salud. Sus propiedades astringentes permiten absorber el exceso de grasa, la cual es nociva para la piel, pues favorece la formación de espinillas y manchas. Su acción cicatrizante hace secar y desaparecer rápidamente los puntos de grasa de la piel del rostro. El aceite esencial de rosa damascena es un tónico para el hígado y el intestino, pues actúa como regulador y estimulante, lo que mejora sus respectivas funciones. Por otra parte, facilita la expectoración de la mucosidad en los bronquios. Alivia la depresión, la aflicción, los celos, el resentimiento, las impresiones fuertes y la tensión. Es muy útil en los procesos menopáusicos y está muy recomendado en casos como frigidez, impotencia y otros problemas sexuales.

Romero

Una de las propiedades más populares del aceite esencial de romero es la vinculada al aumento de la memoria, mejora de la concentración y la somnolencia. En general, favorece el equilibrio del sistema neuro-funcional. Sus efectos estimulantes y tónicos favorecen la circulación sanguínea y fortalece el sistema inmunológico del cuerpo, además es un aceite muy popular en las enfermedades respiratorias y en los trastornos digestivos y estomacales. Suele aplicarse en los casos de lumbago, esguinces, artritis, gota, reumatismo y demás problemas musculares.

Sándalo

El aceite esencial de sándalo posee propiedades antimicrobianas y antiinflamatorias. Es un potente antiséptico pulmonar, alivia la tos y la congestión de pecho. También actúa en los casos de resfriados, dolores de garganta, laringitis y bronquitis. Además, es un excelente corrector de las afecciones de la piel, como grietas, irritación, deshidratación, etc. Suaviza la piel seca y agrietada, mejorando la textura de todo tipo de pieles, calma la depresión, la ansiedad y los sentimientos de pánico. Es euforizante y favorece la meditación y la creatividad. Mejora la calidad del sueño.

Árbol del té

Se trata de uno de los aceites esenciales más utilizados en todo el mundo. Sus propiedades antisépticas se han utilizado desde siempre para prevenir y tratar todo tipo de infecciones. Actúa como bactericida, antifúngico y antiviral, y también como antiinflamatorio, desodorante, balsámico, expectorante, cicatrizante.

El aceite esencial del árbol del té

Melaleuca alternifolia, también conocido como el árbol del té, es un árbol pequeño o arbusto, con hojas estrechas y aromáticas de flores blancas y frutos leñosos en forma de copa originario de Australia. Las hojas de este arbusto eran utilizadas por los aborígenes australianos en infusión, directamente sobre la piel, o mezcladas con barro, para tratar heridas, quemaduras, dolores, picaduras de insectos, infecciones y diversas afecciones cutáneas. La tripulación del capitán James Cook, en 1770, descubrió los efectos beneficiosos de estas hojas y las importaron a Europa.

- Refuerza el sistema inmunitario: combate virus, hongos y bacterias. Es un antiséptico por excelencia.
- Antiviral: gripes, catarros, bronquitis, fiebre, sinusitis, dolor de oídos y garganta.
- Problemas de la piel: Se utiliza en tratamientos contra el acné, abscesos, forúnculos (carbunco), dermatitis, herpes y eczemas. Disminuye el pus en heridas infectadas.
- Tiene efectos cicatrizantes por su poder antibiótico y se utiliza en casos de quemaduras, produce alivio en casos de picaduras de insectos.
- Desinfectante: Útil en casos de gingivitis, placa, mal aliento, encías inflamadas, aftas o llagas bucales.
- Antiinflamatorio: Se utiliza en casos de artritis y gota.
- Verrugas.
- Antimicótico: Indicado para el pie de atleta, hongos debajo de las uñas o verrugas plantares.
- Antiséptico del tracto urinario: Alivia cistitis, micosis vaginal, brinda alivio al prurito genital, anal y hemorroides.

- Regula la actividad de las glándulas sebáceas. Eficaz en el cuero cabelludo irritado, con caspa y en tratamiento de pediculosis.
- Puede utilizarse en bebés en casos de costra láctea.
- En animales domésticos para combatir pulgas, garrapatas, etc.

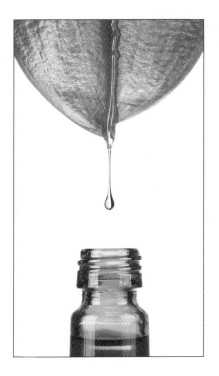

La técnica del frío y el calor

Una de las técnicas más utilizadas en fisioterapia es la aplicación del frío y el calor para aprovechar sus efectos terapéuticos. En el primer caso se habla de crioterapia y en el segundo caso de termoterapia. El calor produce una dilatación de los vasos sanguíneos y de los tejidos adyacentes. Al calentar la piel se produce una mayor afluencia de sangre hacia los tejidos periféricos, lo que conlleva un aporte de oxígeno y nutrientes. El efecto más inmediato es el antiinflamatorio, pero también favorece la cicatrización y reparación de los tejidos. Además, el calor aplicado localmente disminuye la sensibilidad al dolor. La aplicación del calor no está indicada en los casos de inflamaciones agudas. En cambio, el frío produce una vasoconstricción, esto es, disminuye el calibre de los vasos sanguíneos. Al disminuir el flujo de sangre en la zona, también disminuye el proceso inflamatorio. Si se aplica de forma continua sobre una zona, puede producir vasodilatación a nivel general. Esta es una de las causas por la que las aplicaciones locales de frío se realizan de una manera breve siguiendo una pauta en el tiempo. Utilizar técnicas de frío o calor en casos de lesiones deportivas puede ser una buena idea si se aplican correctamente, ya que ambas terapias tienen propiedades antiinflamatorias y relajantes.

El calor, en los masajes, puede considerarse un potente relajante muscular, eso significa que incrementa la flexibilidad de los músculos. El calor reduce el dolor y disminuye el espasmo muscular y la rigidez. Al realizar un masaje, no debe aplicarse calor en zonas donde haya hematomas o inflamación aguda, ya que ello provocaría una mayor irrigación sanguínea. El calor sirve para serenar, tranquilizar y sedar los espasmos, relajando el cuerpo y provocando lasitud. Facilita la eliminación de CO_2 y facilita la respiración, eliminando la fatiga muscular.

Uso de calor

- **Efectos del calor: aumenta la circulación, actividad metabólica e inflamación.**
- **Beneficios del calor: mejora el rendimiento de los tejidos suaves, alivia el dolor y los espasmos. El calor es más útil para calentar tejidos suaves rígidos o cicatrizados antes de los ejercicios de estiramiento; el calor también puede ser útil para aliviar el dolor o las lesiones por espasmos relacionadas con lesiones del cuello o de la espalda.**
- **Riesgos del calor: puede aumentar la inflamación y la hinchazón; usar calor demasiado tiempo o temperaturas muy altas puede provocar quemaduras.**
- **Métodos para aplicar calor: bolsas calientes, cremas, baño caliente/piscina de hidromasaje caliente.**

El frío es el método más empleado para la reducción del dolor, ya que reduce la sensibilidad de la zona y provoca la disminución de la capacidad de los nervios sensitivos para conducir los impulsos. El frío reduce el metabolismo, disminuye la flexibilidad muscular y aumenta la rigidez. Al contraerse los vasos sanguíneos disminuye el ritmo cardiaco y se incrementa el tono y la actividad muscular. Una aplicación prolongada reduce la capacidad y la respuesta muscular. El frío también puede resultar beneficioso en los dolores crónicos y en las fases agudas de las lesiones. Suele aplicarse mediante compresas o baños en agua fría durante breve tiempo, aunque también existen diversos tipos de gel que producen el efecto frío deseado.

Uso de frío en el masaje

- **Efectos del hielo: Disminuye la circulación, la actividad metabólica, la inflamación y adormece la piel.**
- **Beneficios del hielo: Disminuye el dolor, la inflamación, la hinchazón y los calambres musculares. Es mejor si se usa después de los ejercicios o de realizar actividades que producen dolor.**
- **Riesgos del hielo: El uso prolongado puede ocasionar congelación.**
- **Métodos para aplicar terapia de frío: Bolsas de hielo, baño de hielo/piscina de hidromasaje, masaje con hielo.**

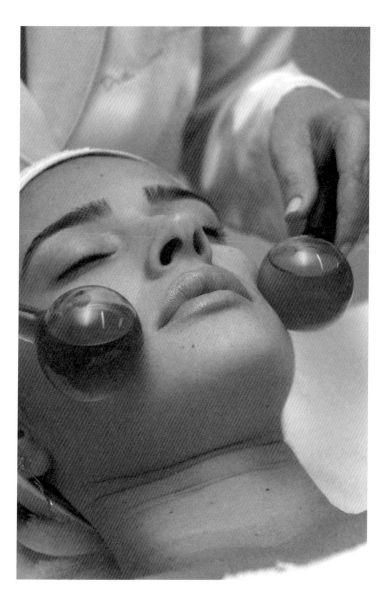

Digitopresión

La digitopresión es una técnica de la Medicina Tradicional China que consiste en activar mediante los dedos una serie de puntos ubicados a lo largo del cuerpo y cara con el fin de mejorar disfunciones de tipo músculo-esqueléticas. Se basa en los mismos principios que la acupuntura, aunque en este caso los utensilios de trabajo no son las agujas sino los dedos de la mano. En el cuerpo humano, la energía corre por los canales de energía y a lo largo de este recorrido se pueden producir desequilibrios que afectan al organismo. Mediante la presión en ciertos puntos puede reconstituirse el estado de salud y reestablecerse el equilibrio.

La digitopresión puede practicarse mediante cuatro técnicas fundamentales:

- Presión con la yema de los dedos.
- Presión con la uña.
- Presión con dos dedos a los lados de cada punto y en sentido centrífugo.
- Presión con dos dedos a los lados del punto como si se tratara de un pellizco.

Cuando se presiona ciertos puntos del cuerpo se calman o se relajan dolores crónicos que aquejan el organismo, aliviando así padecimientos. La digitopresión puede reducir drásticamente la ansiedad general. Combinada con aceites aromáticos esenciales puede reducir la intensidad del dolor.

Aplicaciones de la digitopresión

- Dolor de cabeza, jaquecas, o migrañas.
- Malestar o dolor del estómago, tipo gastritis, gases, etc.
- Cualquier dolor óseo o muscular, como artritis, artrosis, etc.
- Asma y problemas del sistema respiratorio.
- Catarros, gripe, sinusitis o reacciones alérgicas.
- Trastornos de la regla, la menopausia, etc.

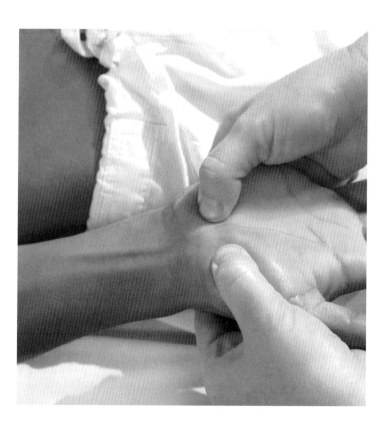

Automasaje

El automasaje es una estupenda opción para aliviar el estrés y la tensión diaria. Tiene la ventaja de que se puede realizar tan a menudo como se quiera y en cualquier lugar. Antes de automasajearse, es importante relajar los músculos del cuerpo mediante una ducha de agua caliente.

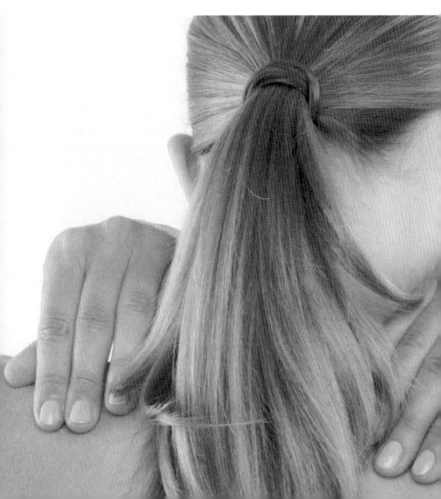

Una de las zonas más comunes es la zona cervical, ya que muchas personas padecen dolor en esta zona debido a una vida sedentaria, la utilización del ordenador o las pantallas táctiles. Como la zona cervical es un lugar especialmente complejo, ya que es la zona de salida del plexo braquial, puede generar sensación de hormigueo en los brazos, parestesias, etc. El dolor cervical y las contracturas causan esa sensación de manos frías, brazos pesados, etc. Se inicia el masaje colocando las manos a ambos lados de la cabeza, con los dedos pulgares apoyados en los mastoides, tras las orejas. De manera lenta profunda y mediante círculos, se va masajeando el cráneo hacia la base del occipital. Luego se dirigen los dedos hacia el cuello, tirando hacia fuera y profundizando como si se tratara de abrir toda la musculatura posterior, bajando hasta la base del cráneo y volviendo a subir. A continuación, trabajar el angular de la escápula, cruzando el brazo por delante del pecho y colocando los dedos de las manos justo donde se inserta el músculo en el ángulo superior de la escápula.

Para trabajar la parte baja de la espalda es conveniente colocar una toalla o una estera de yoga enrollada en el suelo. Estirarse en boca arriba, colocando la parte baja de la espalda sobre el rodillo de manera que los hombros y las nalgas toquen al suelo. Extender los brazos hacia fuera y respirar profundamente. Para masajear la espalda sólo hay que rodar la espalda sobre el rodillo con la ayuda de los pies. Para finalizar, sentarse sobre los pies y las rodillas e inclinar el cuerpo hacia delante hasta que el pecho descanse sobre las rodillas. Aguantar en esta posición durante 20 segundos a la vez que la respiración se hace de forma suave y profunda.

El masaje en las piernas es muy útil para evitar la rigidez y los calambres. Se puede empezar por sentarse en el suelo, con una pierna estirada perpendicularmente al suelo y con la otra doblada, con el pie plano en el suelo. Con una mano, realizar un masaje empezando en el talón y avanzando hacia la parte posterior de la rodilla. A continuación, situar las manos en la parte frontal de la pierna y ascender utilizando los dedos y con la presión reforzada por la mano superpuesta. Mantener la rodilla doblada, trabajando los músculos de la pantorrilla y aplicando una fricción intensa sobre el tendón de Aquiles. Con la rodilla ligeramente flexionada realizar un masaje en los músculos de la parte posterior del muslo, ascendiendo con firmeza desde la corva hasta las nalgas. Con la pierna extendida, realizar un masaje para tratar los músculos del cuádriceps, en la parte frontal del muslo.

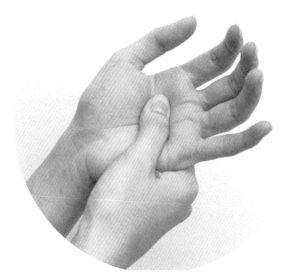

El masaje en los brazos y las manos son muy útiles para evitar el dolor en estas zonas, generalmente causado por los movimientos repetitivos aunque también puede ser debido por algún problema en las cervicales. El masaje favorece la resistencia y la movilidad y está especialmente indicado para las personas que utilizan las manos y los brazos en su trabajo. Aplicar movimientos intensos en los bíceps, flexores de la parte frontal y superior del brazo, y en los tríceps o parte posterior de la misma zona. Hay que trabajar siempre en sentido ascendente para hacer circular la linfa de los ganglios de la axila. Para trabajar las manos, hacer movimientos circulares para flexibilizar los músculos, los tendones y las articulaciones. Acto seguido, girar las muñecas en sentido de las agujas del reloj y luego al revés. Para aliviar las dolencias reumáticas y la artritis, estirar los dedos y hacerlos girar.

Masaje durante el embarazo y el parto

Tras superar el primer trimestre de gestación, las mujeres embarazadas pueden recurrir los masajes. Es un eficaz tratamiento para relajarse y aliviar tensiones y de paso mitigar algunos de los efectos más molestos de la gestación. Es recomendable consultar siempre con el terapeuta o el médico antes de iniciar cualquier sesión de masaje prenatal.

El bienestar la relajación y la tranquilidad que experimenta la madre acaban siendo transmitidos al bebé que lleva dentro. Normalmente, el masaje en la parte baja de la espalda y en el abdomen son los más desaconsejados. Los más indicados son aquellos que se aplican en manos, brazos, pies y tobillos.

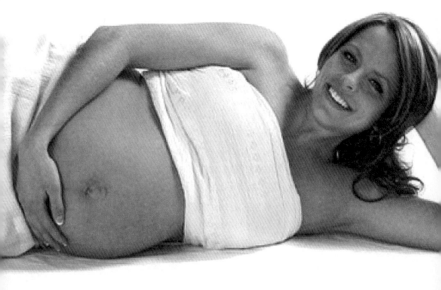

El masaje terapéutico está orientado al alivio de dolores procedentes de contracturas musculares o de ciática. Esta es una afección muy frecuente durante la gestación, consecuencia de la inflamación del nervio ciático, que produce un dolor muy intenso en la zona lumbar y que puede ir extendiéndose por toda la pierna. El masaje, en este caso, ayuda a aliviar la tensión.

El masaje circulatorio previene los problemas de retención de líquidos. El masaje se realiza en las extremidades inferiores, que es donde existe un mayor riesgo de hinchazón y pesadez por las alteraciones circulatorias durante el embarazo.

El masaje relajante es importante porque el estrés o la ansiedad afecta y mucho a las mujeres durante la gestación. Un ambiente tranquilo y acogedor ayuda a sobrellevar mejor el embarazo.

El drenaje linfático es muy útil para evitar el exceso de retención de líquidos, algo muy propio durante el embarazo. Se recomienda para las últimas fases de gestación, cuando los síntomas de hinchazón que se dan de forma especial en pies y tobillos, resultan muy incómodos para realizar las actividades diarias. El masaje sobre las zonas afectadas encauza el líquido retenido hacia el torrente sanguíneo y así facilitar su eliminación por vías naturales.

Beneficios del masaje para embarazadas

- **Es una excelente alternativa para relajarse física y emocionalmente.**
- **Alivia notablemente la presión (dolor o molestia) en la espalda, el cuello y las articulaciones causadas por el peso extra. Corrige la postura y la debilidad muscular.**
- **Ayuda a estimular el sistema glandular lo que estabiliza las hormonas.**

- Es ideal para mantener la elasticidad y flexibilidad del cuerpo, lo cual disminuye el riesgo de estrías.
- Ayuda a dormir bien y a darle a la mamá un estado emocional placentero.
- Estimula la circulación sanguínea ayudándole a irrigar oxigeno y nutrientes a las células y mantener la presión adecuada. Esto no sólo beneficia a la futura madre sino al feto también.
- El masaje acompañado con aromaterapia o cremas relajantes ayuda a eliminar la depresión, ansiedad, nerviosismo, que en ocasiones se presenta durante el embarazo. En algunos casos es mejor usar una loción o esencia sin perfume fuerte ya que a muchas embarazadas no les son agradables los olores fuertes.
- Regula los movimientos intestinales.
- Estimula la circulación ayudando a mantener la presión normal.
- Alivia malestares o tensiones musculares como calambres, rigidez, adormecimiento de extremidades, etcétera.
- Ayuda a eliminar líquidos y toxinas lo que combate la fatiga y ayuda a energizar el cuerpo.

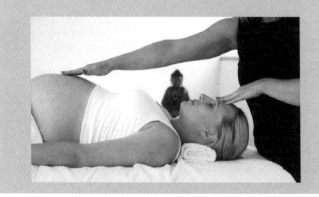

Para la mayoría de mujeres embarazadas es incómodo acostarse boca abajo, debido a la hinchazón y sensibilidad que experimentan los pechos. Al acostarse sobre la espalda, el útero presiona la vena que devuelve la sangre de las extremidades inferiores hacia el corazón. Las sesiones de masaje duran aproximadamente una hora. El masajista debe colocar almohadones y cojines espaciales para una mejor comodidad de la gestante. Después de las primeras 22 semanas de embarazo, acostarse completamente boca arriba puede provocar presión en los vasos sanguíneos profundos debido al peso del bebé, lo que puede reducir la circulación tanto de la madre como del feto. Para evitar este problema se pueden utilizar las almohadillas que son especialmente eficaces para acostarse de lado.

❏ **Masaje sentada:** La mujer embarazada se sienta a horcajadas sobre una silla, de cara al respaldo de la misma. El masaje se inicia en la parte inferior de la espalda, frotando con la palma de la mano, e ir ascendiendo hasta llegar a la parte superior. Continuar alrededor de los hombros y deslizar las manos suavemente hasta el punto de partida. A continuación situar los pulgares en los hoyuelos de la base de la columna y realizar movimientos circulares de fricción en cada lado de la columna vertebral hasta llegar al cuello. Al llegar a la zona lumbar, sólo presionar ligeramente.

❏ **Masaje en el abdomen:** En esta zona los movimientos deben ser suaves y ligeros. En ningún caso presionar con fuerza ni realizar movimientos de percusión sobre esta zona. El masaje en esta zona resulta indicado por diferentes motivos:

- Ayuda a aliviar el malestar general, el estreñimiento y la indigestión.

- Contribuye a evitar la aparición de estrías.
- Aumenta la fortaleza de los músculos abdominales.
- Fomenta un vínculo muy especial entre la futura madre y el bebé.

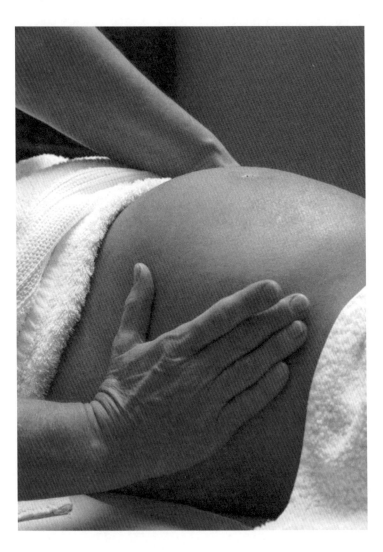

La persona que aplique el masaje debe arrodillarse junto a la persona embarazada e iniciará un suave masaje con una mano encima de la otra y en dirección a las agujas del reloj. A continuación, estirar un brazo hacia el costado y acariciar suavemente la zona de la cintura. Cubrir el abdomen de la embarazada con una toalla para mantener el calor.

❏ **Masaje durante el parto y postparto:** El masaje ayuda durante el parto a conseguir una sensación de relajación y tranquilidad. Eso puede significar aliviar los dolores, sobre todo los de espalda, relaja los músculos y ayuda a regular las contracciones y acelerar el nacimiento. Las mejores zonas para el masaje son la espalda, en especial la región lumbar, los hombros y los pies.

El masaje después del parto también debe realizarse con mucha suavidad, especialmente en la zona del abdomen. Es conveniente que tras los primeros días del parto tan sólo se lleve unos suaves deslizamientos en la zona del abdomen. Sus efectos beneficiosos son muchos:

- Se estimula la contracción de los músculos abdominales para que puedan recuperar su tamaño y tono normales.

- Se ayuda a combatir los efectos de la tensión y el cansancio.

- La mujer se siente protegida y recupera su equilibrio emocional en un momento en que sus cambios hormonales son importantes.

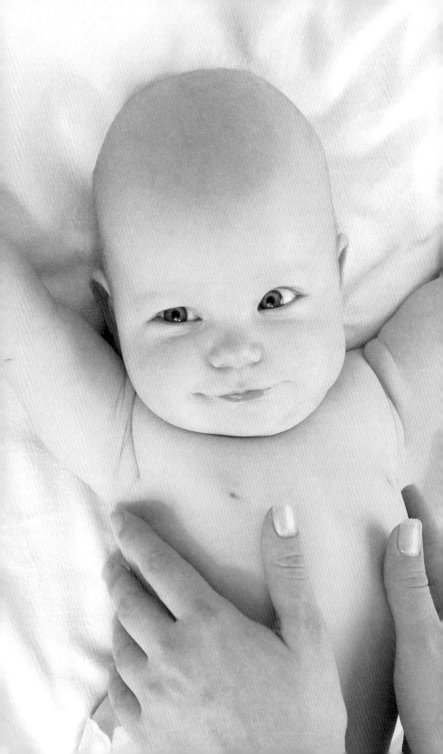

Una experiencia sin igual: masaje para bebés

El masaje al bebé suele realizarlo la madre, ya que se trata de un lenguaje no verbal en el que la progenitora puede transmitir todo su afecto y ternura. El niño experimenta así una sensación no sólo física sino también emocional. También es una forma de que la madre conozca mejor a su bebé y capte más rápidamente sus estados de ánimo. El masaje suele realizarse después del baño, o bien antes de ir a la cuna a dormir.

El masaje fomenta la resistencia de su organismo, ayuda a que tengan un sueño tranquilo y un desarrollo psíquico positivo. Durante el masaje los bebés tienen una sensación muy agradable y percibe sensaciones a través de cada uno de sus sentidos. Al principio serán leves caricias y poco a poco se irá elevando la presión y la firmeza. Es importante no masajear el vientre hasta que no se haya desprendido el cordón umbilical. La madre o el padre deben elegir un momento tranquilo, en el que los progenitores estén relajados y no tengan prisa por terminar. Es recomendable tener un ambiente idóneo para realizarlo, en el que la luz no sea muy intensa y no existan demasiados estímulos visuales para el pequeño. Es importante regular la temperatura de la habitación, para que el bebé no se enfríe ni tenga excesivo calor. Se puede acompañar el masaje con música relajante o cantarle y hablarle con suavidad. El estímulo auditivo ayuda a calmarlo y relajarlo durante la sesión. Muchos padres utilizan un aceite especial para bebés, tipo de almendras o sésamo, lo que permite realizar los movimientos con mayor facilidad.

- Empezar con sus piernas, porque son menos sensibles que otras partes de su cuerpo. Poner un poco de aceite en las manos, agarrar un muslo con ambas manos y empujar hacia abajo primero con una mano y luego con la otra, apretando suavemente. Repetir lo mismo en la otra pierna.

- Tomar un pie y girarlo suavemente en círculos unas cuantas veces en cada dirección. Después acariciar con una suave presión la parte de arriba de su pie desde el tobillo hasta los dedos. Repetir lo mismo en el otro pie.

- Usar los pulgares para trazar círculos en toda la planta del pie.

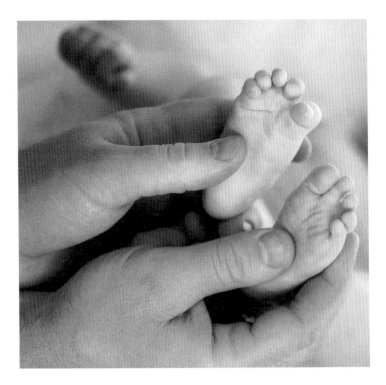

- Tomar uno de sus brazos y repetir el movimiento desde la axila hasta la muñeca. Repetir lo mismo con el otro brazo.
- Trazar diminutos círculos en toda la palma de la mano utilizando el dedo pulgar.
- Juntar las manos del progenitor sobre la zona del corazón y moverlas en forma de círculo suavemente por todo el pecho.
- Girar el bebé boca abajo y con la punta de los dedos ir resiguiendo la columna vertebral.
- Acabar con unas caricias largas y firmes desde sus hombros hasta sus pies.

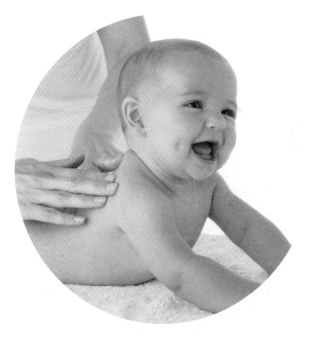

Cómo afrontar un masaje para deportistas

El masaje antes de una competición ayuda a preparar al atleta ya que lo relaja y lo dispone al ejercicio. Una buena combinación de masaje y estiramientos ayuda a preparar el cuerpo antes del deporte y alivia la tensión muscular que resulta como consecuencia posterior a la práctica del deporte.

El masaje deportivo sirve para mejorar el rendimiento y cuidado del deportista. Se aplica con la finalidad de alcanzar una puesta en forma óptima, para prevenir lesiones o para acelerar la rehabilitación de las mismas.

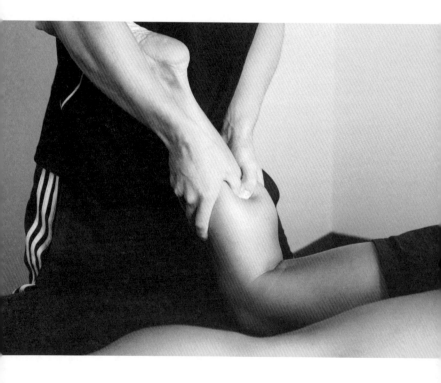

Y es que el tejido muscular de una persona que realiza deporte habitualmente debe ser controlado para evitar elongaciones o microroturas. De hecho, toda sesión de ejercicios físicos debería ir acompañada de un buen masaje muscular para conseguir así una recuperación completa de todo el cuerpo. Con ello se consigue dotar al cuerpo de una mayor seguridad, haciendo que la actividad deportiva sea más llevadera, teniendo que realizar menos esfuerzos para solventarla de la mejor y más eficaz forma.

❏ **Masaje antes de la competición:** Un día antes de competir debe realizarse un masaje con el fin de aumentar la circulación sanguínea, temperatura y elasticidad muscular. Se debe aplicar usando una combinación de glicerina con alcohol para aumentar la temperatura de los músculos más rápidamente. La duración de este masaje debe ser de entre cinco y siete minutos en cada grupo muscular.

❏ **Masaje tras la competición:** Debe aplicarse una hora después de la competición y su finalidad es facilitar la desaparición de contracturas y toxinas provocadas por el esfuerzo. Del mismo modo se mejora el aporte sanguíneo a todo el organismo.

❏ **Masaje de mantenimiento:** Este masaje deportivo deberá aplicarse con un objetivo claro, diagnosticar posibles contracturas que ocasionen, a la larga, lesiones irreparables. Se debe llevar a cabo, como modo más razonable y recomendable, cada dos semanas. Como finalidad también se consigue la eliminación de la fatiga muscular y el mantenimiento de un buen grado o nivel de elasticidad. Para aplicarlo se debe utilizar aceites y cremas mediante amasamientos, vaciados y roces en las zonas más delicadas y que más trabajo tienen durante la semana.

Beneficios del masaje deportivo

- Alivio de la tensión muscular.
- Suaviza y alarga las fibras musculares.
- Mejora la flexibilidad y la movilidad.
- Aumenta los niveles de energía y el estado de alerta.
- Mejora el intercambio de fluidos y la circulación.
- Aumenta el drenaje linfático.
- Reduce las cicatrices del tejido muscular.
- Ayuda a la recuperación y al bienestar general.

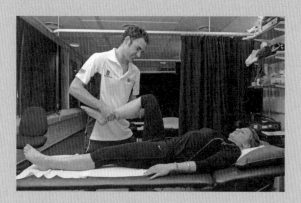

Bibliografía

AJURIAGUERRA, J., *Manual de psiquiatría infantil*, Ed. Toray-Masson.

ALEXANDER, G., *La entonía*, Ed. Paidós.

ANDERSON, B., *Estirándose*, Ed. Oasís.

ARTIGAS, J., *Manual práctico de masaje*, Ed. Cedel.

ASMLEY, M., *El sentido del tacto,* Ed. Aguilar.

BALLESTEROS, S., *El esquema corporal*, Ed. Tea S.A.

BERGE, Y., *Vivir tu cuerpo*, Ed. Narcea.

BERGES J. y BOUNES, M, *La relajación terapéutica en la infancia*, Ed. Toray-Masson.

BLAY, A., *Relajación y energía*, Ed. Elicien.

BOIGEY, M., *Manual de masaje*, Ed. Masson.

CALLE, R.A., *El libro de la relajación, la respiración y el estiramiento*, Ed. Alianza

COSTE, J.C., *Las 50 palabras claves de la psicomotricidad*, Ed. Científico-Médica.

DENNING, L., *Automasajes y ejercicios terapéuticos chinos*, Ed. Miraguano.

DIGELMANN, D., *La eutonía de Gerda Alexander*, Ed. Paidós

DOWING, G., *El libro del masaje*, Ed. Urano.

DURANG DE BOUSINGER, R., *La relajación*, Ed. Paidotribo.

ELLIOT, M.F., *Los masajes relajantes*, Ed. Mensajero.

Equipo de la revista *Integral*, «El arte del masaje».

Equipo de la revista *Integral*, «Masaje deportivo».

Equipo de la revista *Integral*, «Masaje para la salud».

ESCOLA, FCO., *Educación de la respiración*, Ed. INDE.

ESCRIG, J., *Técnica y nuevas técnicas de masaje*, Ed. Arimany.

EVERMAN, K., *Técnicas del masaje*, Ed. Urano.

FAS, JULIOS, *El lenguaje corporal*, Ed. Kairós.

FELDENCRAIS, *Autoconciencia por el movimiento*, Ed. Paidós.

GONTIER, J., *La respiración*, Ed. Paidotribo.

HEWITT, *Relajación, aprende tú solo*, Ed. Pirámide.

INGELES, G., *El arte del masaje sensual*, Ed. Pomaire.

INGELES, G., *El nuevo masaje*, Ed. Urano.

INKELES, G., *Masaje anti-estrés*, Ed. Urano.

JOLLY, L, *El masaje dulce*, Ed. Vecchi.

LA PIERRE, A., *La reeducación física*, 3 tomos, Científico-Médica.

LE BOULCH, J., *La educación por el movimiento en la edad escolar*, Ed. Paidós.

LEBOYER, F., *Shantala*, Ed. Ediciel.

LIDELL, L., *El libro del masaje*, Ed. Folio.

LOPEZ M. y NUÑEZ G., *Psicomotricidad y Eduación Preescolar*, Ed. Nuestra Cultura.

LOWEN, A., *La depresión y el cuerpo*, Ed. Alianza.

MAIGRE A. y DESTROOPER J., *La educación psicomotriz*, Ed. Morata.

MAXWELL-HUDSON, *Masaje*, Acento Editorial.

MCGILVERY-REED, *Masajes. Reflexología y aromaterapia*, Ed. Ágata.

PADRINI, F., *El masaje*, Ed. Vecchi.

RAMADRAKARA, Y., *Ciencia hindú de la respiración*, Ed. México.

SCHULZ, J.H., *El entrenamiento autógeno*, Ed. Científico-Médica.

SOUBIRAN, G.B. y MAZO M., *La reeduación psicomotriz y los problemas escolares*, Ed. Médica y Técnica S.A.

THOMAS, S., *Masaje, guía práctica*, Ed. Folio.

VACAS, C., *Relajación y yoga para escolares*, Ed. Narcea.

VAYER, P., *El equilibrio corporal*, Ed. Científico-Médica.

VAYER, P., *El niño frente al mundo*, Científico-Médica.

WALKER, P., *El masaje de los niños*, Integral.

WAPNER, WERNER y otros, *El precepto del cuerpo*, Ed. Paidós.

WEST, O., *Guía práctica del masaje*, Ed. Martínez Roca S.A.

En la misma colección

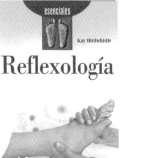

REFLEXOLOGÍA
Kay Birdwhistle

Cuando se tiene una dolencia o se sienten emociones negativas, una opción es sufrirlas y la otra –más inteligente– es intentar controlarlas o suprimirlas. La influencia benéfica y relajante de la reflexología está fuera de toda duda. A través del estudio de las plantas de los pies, un terapeuta puede comprobar las conexiones energéticas de cada área de nuestro organismo y, mediante una serie de técnicas, puede fortalecer el sistema inmunológico, reducir el estrés, depurar y drenar toxinas o trabajar las emociones profundas y los miedos.

Este libro brinda la oportunidad de conocer las técnicas esenciales de la reflexología para que todo el mundo las pueda ir incorporando a su vida diaria y sean una ayuda eficaz para conocer el propio cuerpo, sus armonías y sus desequilibrios.

EL YOGA CURATIVO
Iris White y Roger Colson

El yoga es un sistema sumamente eficaz para alcanzar un estado de equilibrio físico y emocional. Su práctica no sólo aporta una evidente mejoría en la capacidad respiratoria sino que además actúa de forma muy favorable sobre los órganos internos. Este libro sintetiza toda la sabiduría y la experiencia de la práctica del yoga curativo o terapéutico en un programa que muestra cómo cada persona puede optimizar la salud y alcanzar la curación.

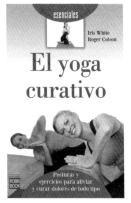

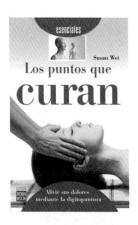

LOS PUNTOS QUE CURAN
Susan Wei
Alivie sus dolores mediante la digitopuntura.

La técnica de la estimulación de los puntos de energía y del sistema de meridianos es tan antigua como la misma humanidad. Se trata de una técnica que recoge la enseñanza de lo mejor de la acupuntura, del shiatsu y de la acupresura para el alivio rápido de diferentes síntomas. Y que en caso de enfermedades crónicas, sirve de complemento a los tratamientos médicos prescritos. Este libro es una guía que indica la situación de cada punto de energía para una práctica regular que devuelva la armonía a la persona y pueda protegerla de algunas enfermedades.

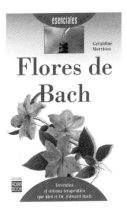

FLORES DE BACH
Geraldine Morrison

¿Sabía que los desequilibrios emocionales pueden tratarse con esencias florales? Son las llamadas Flores de Bach, un conjunto de 38 preparados artesanales elaborados a partir de la decocción o maceración de flores maduras de distintas especies vegetales silvestres. En efecto, emociones y sentimientos como la soledad, la timidez, la angustia, la intolerancia o el miedo pueden combatirse cuando perturban nuestro ritmo diario y trastocan nuestro equilibrio. Este libro reúne los conceptos fundamentales del sistema terapéutico ideado por Edward Bach con la finalidad de que cualquier persona pueda recuperar la armonía del cuerpo y de la mente a favor de un mayor bienestar.

PILATES
Sarah Woodward

Experimenta un nuevo estilo de vida y una nueva manera de pensar con el método Pilates, sin duda algo más que una serie de ejercicios físicos. Tal y como lo define su creador, Joseph Pilates, «es la ciencia y el arte de desarrollar la mente, el cuerpo y el espíritu de una manera coordinada a través de movimientos naturales bajo el estricto control de la voluntad». El método Pilates propone otra forma de realizar el trabajo muscular, dando un mayor protagonismo a la resistencia, la flexibilidad y el control postural. La mayoría de ejercicios se realizan mediante una serie de movimientos suaves y lentos que se consiguen a través del control de la respiración y la correcta alineación del cuerpo.

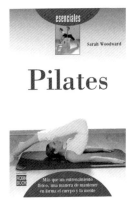

RELAJACIÓN
Lucile Favre

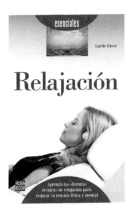

La relajación es un estado natural que nos proporciona un descanso profundo a la vez que regula nuestro metabolismo y nuestra tensión arterial. Pero llegar a ese estado es difícil debido al ritmo de vida al que nos vemos sometidos. Las técnicas de relajación liberan nuestras tensiones, tanto musculares como psíquicas, facilitan el equilibrio y nos proporcionan paz interior. Llegar a ese estado de bienestar y tranquilidad requiere tiempo y una cierta práctica. De ahí que este libro combine la exposición de los principales métodos contrastados para relajarse con una serie de ejercicios muy útiles que pueden conducirte a esa calma tan deseada.